KB265349

한의학 에세이

한의학 에세이

지정옥 지음

동녘

내가 본 『한의학 에세이』와 지정옥

이 책을 쓴 지정옥은 한의사이다. 내가 지정옥 선생을 처음 안 것은 1992년 여름이었다. '참된 의료 실현을 위한 청년 한의사회'가 회원들 가운데 동양 철학을 공부하고자 하는 사람들을 모아서 내가 속해 있는 '한국철학사상연구회' 산하 '기철학 분과'에 도움을 청해 왔기 때문이다. 우리 모임의 주목적은 기(氣)를 중심으로 자연 철학의 관점에서 동양 철학을 보아 나가는 일이었으며, '청한' 사무실과 '한철연' 연구실을 오가면서 발제와 토론이 이어졌다. 이를 통해 한의사들은 한의학의 이론적 기반을 검토할 수 있었고 동양 철학 연구자들은 동양 철학 이론의 구체적 토대들을 살펴볼 수 있었다. 처음에는 동양 철학과 한의학 전공자들만 참가하였지만 나중에는 과학 철학 전공자, 약사, 기공을 수련한 스님까지 보태져서 논의가 훨씬 다양해졌다. 나는 이 모임을 통해 지정옥 선생이 얼마나 학문적인 욕구가 많은 사람이며 성실한 사람인가를 알게 되었다.

그러던 중 지정옥 선생이 한의학에 대해 쉽게 풀어 놓은 책을 쓰겠다고 했을 때 몹시 반가웠다. 왜냐하면 동양 철학과 마찬가지로 한의학에 대해서도 많은 사람들이 여러 가지 오해와 편견을 가지고 있기 때문이다. 그 가운데 한쪽에는 한의학은 비과학적이며 전근대적이라는 견해도 있고 반대쪽에는 한의학은 가장 우월하며 모든 병증의 치료가 가능하다는 견해도 있다. 일반 사람들만이 아니라 한의사들 가운데에도 이러한 생각을 가진 사람들이 있다. 이 같은 생각은 한의학 발전의 걸림돌이 될 뿐이다. 이 책은 그러한 생각을 깨뜨리기 위한 노력이라는 점이 돋보인다.

지정옥 선생은 글을 재미 있게 쓴다. 한겨레신문에 「진료실 25시」라는 칼럼을 연재해 오고 있으며 어쩌다 병원에 가 보면 환자를 보다가도 틈나는 대로 컴퓨터를 두들긴다. 이 책은 그런 글들과 아울러 자신이 평소에 담아 두었던 여러 가지 생각들을 묶은 것이다. 지정옥 선생은 한의학에 대한 오해를 푸는 것으로 글을 시작한다. 구체적으로는 음양과 오행, 경락 이론, 구체적인 병의 원인과 그에 대한 한의학적 접근, 체질 감별법 등 다양한 이야기들을 풀어 간다. 전개 방식은 양의학과 대비해 보기도 하고 그림이나 도표를 가지고 알기 쉽게 설명하고 있다. 또한 우리 주변의 일상적인 것에서부터 한의학을 포함한 고전까지 여러 가지 부분에서 이야기의 소재를 끌어 온다. 『한의학 에세이』라는 제목은 한의학을 수필처럼 이해하기 쉽게 써 놓은 책이라는 점에서 어울리는 이름이라 생각된다.

한의학을 쉽게 풀어 쓴다는 것은 정말 쉽지 않은 노릇이다. 사람들의 생명을 다루는 의학이기 때문이기도 하지만 그 밑바닥에 깔려 있는 동양적 세계관이 작업을 더 어렵게 한다. 한의학의 전통적 특성에서 본다면 이론보다는 임상 경험들이 강조되기 쉬우며 그래서 자칫하면 민간 요법집이나 경험 비방집처럼 될 우려가 있다. 또한 유기체적 사고가 강한 동양적 세계관은 분석적이며 이론적으로 설명할 엄두를 내기 어렵게 만든다. 하지만 이 책은 그런 문제들을 상당히 극복하였다. 아마도 지은이가 그동안 한의학의 이론적 기반을 다지면서 과학화에 노력을 기울여 온 덕이 아닌가 한다.

얼마 전 한의사와 약사들의 다툼이 있었다. 일반 사람들의 눈에는 밥그릇 싸움으로 비쳐졌고 실제 관련된 대다수의 한의사와 약사들이 자신의 이익을 관철하기 위해 참여하였다. 하지만 동양 철학을 전공하는 내 입장에서 볼 때 이 다툼은 처음부터 논쟁 대상이 될 문제가 아니었다. 서양 의학과 동양 의학은 인체를 대상으로 병을 치료한다는 행위 자체와 이를 통해 건강하기를 바라는 목적은 같을지 모르지만 인체를 포함한 자연 전체에 대한 이해, 질병을 보는 관점, 구체적인 치료법 등이 엄청나게 다르다. 그런데 그런 차별성을 무시하고 약재를 사용하는 의료 행위로서의 공통 지반만을 강조한 것은 출발부터 잘못된 것이다. 서양적 세계관에 뿌리를 둔 약학과 동양적 세계관에 뿌리를 둔 한의학을 애초부터 같은 지반에 두고 얘기할 수 없기 때문이다. 이 책은 그런 점에서 볼 때 많은 부분에서 동양적 세계관에 기초한 한의학의 특징을 잘 드러내고 있다.

마지막으로 강조할 것은 지정옥 선생의 의료 행위와 저술에는 건강한 사회를 위한 지향이 담겨 있다. 사실 사회적 실천을 담보하지 못한 의료 행위는 기술에 지나지 않는다. 그리고 그러한 기술은 그 안에 들어 있는 세계관이 무엇인가를 따지려 하지 않는다. 다만 병을 낳게 하면 그뿐이며 그런 행위를 통해 개인적인 부와 명성만을 추구할 뿐이다. 지정옥 선생은 이런 점을 잘 알고 있으며 그렇기 때문에 더욱 의료를 통한 사회적 실천 측면을 놓지 않으려고 한다.

쉬우면서도 유익한 책을 만난다는 것은 즐거운 일이다. 지정옥 선생의 노력이 이 책을 통해 많은 결실을 얻기 바란다.

1994년 3월
호서대 철학과 교수 김교빈

책 머리에

"한의학 이론은 너무 추상적이고 어려워서 도무지 모르겠다!"

한의학에 관심을 가진 사람들이나 양의사들이 한의학 이론을 접해 보고 나서 흔히 하는 말입니다. 이런 반응은 어쩌면 당연한 것인지도 모릅니다. 근대 과학적인 사고와 용어에 익숙한 현대인들이 그것과는 판이한 이론 구조나 용어를 쉽게 받아들인다면 그것이 오히려 이상한 일이겠지요.

그럼에도 한의학에 대한 일반인들의 관심과 믿음은 여전한 것 같습니다. 그것을 지탱해 주고 있는 것은 수천 년 동안 내려온 문화 전통과 한의학의 임상 의학적 성과일 것입니다. 그렇기에 그 관심과 믿음은 대부분 한의학 이론 자체보다는 왠지 한의학이 좋다는 식의 막연한 정서적 친밀감, 또는 그 원리는 잘 모르지만 하여튼 치료 효과가 있다는 식의 임상적 결과에 대한 믿음에 지나지 않습니다. 사실 이러한 관심과 믿음은 매우 피상적인 것입니다. 게다가 자칫 한의학을 관습적인 유산이나 신비로운 흥미거리로 치부해 버리는 결과를 낳을 수도 있습니다.

어떤 사람들은 한의학의 이론은 무시하고 한약이나 침만을 따로 떼어서 이른바 과학적으로 연구해야 한다고 말하기도 합니다. 그러나 한의학의 근본 이론을 밀쳐 놓고 몇 가지 기술이나 치료 결과에만 관심을 갖는 태도는 한의학의 참된 가치를 보지 못하는 것입니다. 마치 울창한 숲을 보지 못하고 나뭇잎 몇 개에만 집착하는 것과 다르지 않지요.

한의학이 사람의 병을 치료하는 의학인 이상 대중과 함께 호흡하지 않으면 의미가 없습니다. 대중과 함께 호흡한다는 것은 그 이론을 누구나 쉽게 이해함으로써 한의학의 가치를 자연스럽게 받아들인다는 것입니다. 사실 한의학은 우리에게 생소한 것은 아닙니다. 우리의 일상 생활과 문화에는 한의학의 냄새가 구석구석 스며 있습니다.

저는 이 책에서 우리 삶 속에 녹아 있는 한의학 이론들을 누구든지 쉽게 이해할 수 있도록 이야기해 보고자 했습니다. 한의학에 대한 높은 관심에 비해 그 이론을 체계적으로 알기 쉽게 소개한 책은 사실 별로 없습니다. 지금까지 나온 한의학 관련 책들은 실제 몸이 아플 때 가정에서 치료할 수 있는 민간 요법식 처방을 소개한 것들 아니면 한의학 이론을 어려운 한자어로 소개한 것들이어서 보통 사람들이 한의학을 체계적으로 이해하는 데는 별 도움이 되지 못했다고 생각합니다. 그래선지 한의학에 대한 다양한 오해가 마치 정설인 양 퍼져 있습니다.

아직 한의학의 방대한 체계를 제대로 알지도 못하는 제가 주제넘게 책을 쓰겠다고 나선 것은, 한의학과 일반인들 사이의 거리를 조금이나마 좁혀 보겠다는 생각에서였습니다.

이 책이 나오기까지 많은 분들의 도움을 받았습니다. 특히 김교빈 선생님은 많은 조언과 격려를 아끼지 않았고, 아내 이운기는 한 사람의 독자로서 원고를 평가하고 교정하는 데 도움을 주었습니다. 또한 이 책을 출판해 준 도서출판 동녘의 여러분께도 감사드립니다. 끝으로 이 책에서 제 짧은 지식으로 말미암은 실수가 있으면 사랑으로 질책해 주시기 바랍니다.

1994년 2월
지정옥

한의학 에세이 · 차례

5장　병을 아는 방법

6장　병의 기본 유형

7장　오장에서 나타나는 병들

한의학에 대한 오해

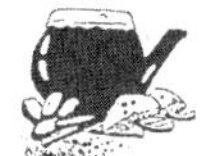

1. 한약은 살찌는 약

"한약을 먹으면 살이 찐다!"

유감스럽게도 우리 가족들한테는 이 말이 전혀 들어맞지 않고 있습니다. 그 바람에 한의사로서의 체면이 말이 아닐 때가 종종 있지요. "남들 보약 지어 주기 전에 본인부터 좀 드시오"라든지 "한의사는 좀 살이 붙어야 품위가 있는데……" 하는 말들이, 마치 살이 찌지 않은 저는 한의사로서 자격 미달이라는 말처럼 들리기 때문입니다. 특별히 적게 먹는 편도 아닌 것 같은데 전 항상 앙상한 겨울 나무 같은 모습을 하고 있습니다.

그런데 다행히도 둘째 놈이 나면서부터는 한의사로서 기본 체면이 설 수 있었습니다. 첫째 놈은 얼굴은 못생긴 아빠를 닮았지만 그래도 살은 통통하게 쪄서 다행이다 싶었는데 아니나다를까 돌이 지나면서 서서히 본색을 드러내더니 네 살인 지금은 마치 저를 축소 복사한 것 같은 모습이 되어 결국 한의사 아버지를 실망시키고 말았습니다. 그런데 둘째 놈은 세 살이 지난 지금까지 덩치가 큰애 못지않고 먹성도 대단한 것이, 허약한 제 아버지와는 질적으로 다릅니다. 아마 외탁을 해서 그런 것 같습니다.

"애가 아주 튼튼하네요. 아버지가 한의사라 좋은 보약은 다 먹였나 봐요?"

"아니에요. 감기 들어서 감기약 몇 번 먹은 것밖에 없어요."

"그럼, 이 애 임신했을 때 보약을 많이 드셨군요?"

"아뇨. 입덧이 심해서 한약을 좀 먹긴 했지만……."

제 아내가 아무리 이야기를 해도 끝까지 못 믿겠다는 표정을 짓는 사람이 많다고 합니다.

한약＝보약?

한의학 하면 곧바로 보약을 떠올리는 사람이 많을 것입니다. '한약은 감기나 심장병, 위장병처럼 구체적으로 어디가 아플 때 먹는 것이 아니고, 그냥 몸이 피로하고 허약할 때 지어 먹는 보약이다'라고 오해하고 있는 사람이 많은 게 사실이지요.

이제 '한약을 먹으면 살이 찐다'는 말이 과연 맞는지 틀리는지 한번 따져 보기로 합시다. 우선 '한약'이란 말부터 보면, 보통 한약을 먹는다고 할 때는 10여 종류의 약물로 처방된 복합제를 의미하는데, 이러한 한약 처방은 그 종류가 수천 가지이고 쓰는 용도도 물론 수천 가지입니다. 그런데 무조건 '한약을 먹으면 살이 찐다'고 말하는 것은 한약 가운데 어떤 처방을 말하는 것인지도 분명치 않으므로 일단 정확하지 않은 표현입니다.

'한약＝보약'이 아니라는 것을 알기 위해서는 우선 보약이 무엇인가를 이해해야 합니다. 보약이란 말 그대로 몸을 보하는 약이란 말입니다. 그럼 '몸을 보한다'는 말은 무슨 뜻일까요? 한의사는 환자를 진단하고 치료할 때 기본적으로 허증(虛證)과 실증(實證)으로 구분합니다. 허증이란 몸의 저항력이 매우 떨어져 있는 상태를 말하고, 실증이란 저항력이 상당히 살아 있으면서 현재 병이 들어와 있는 상태를 말합니다. 이렇게 허증과 실증을 일단 구분하여 허증이면 저항력을 키워 주기 위한 약이나 침·뜸 처방을 하고, 실증이면 그 병을 공격하여 몰아내기 위한 처방을 씁니다. 여기서 허증일 때 저항력을 키워 주고 보충해 주는 것을 '보(補)한다'고 말합니다. 그리고 병을 직접 공격하는 것을 '사(瀉)한다'고 하는데, 병을 밖으로 빼낸다는 뜻입니다. 보약이란 바로 허증 상태의 환자를 보하려는 목적으로 쓰는 약을 말하는 것입니다.

한의학의 치료법에서 보하는 방법이 발달되어 있는 것은 사실이지만, 반대로 병을 공격하여 사하는 방법도 매우 다양하고 거기에 쓰는 약도 셀 수 없을 정도로 많습니다. 그러므로 '한약=보약'이라는 생각은 한의학을 매우 좁게 보는 오해입니다.

살이 찌는 이유

몸이 마른 사람은 크게 두 가지로 나누어 볼 수 있을 것입니다. 하나는 먹는 것도 남들 못지않고 별다른 몸의 이상을 발견할 수 없는데도 본래 체질적으로(선천적으로) 마른 사람입니다. 또 하나는 원래는 몸이 좋았는데, 어떤 병이 오고 나서 살이 빠진 경우입니다. 이때 두번째 경우는 몸이 마른 원인이 그 병 때문이라고 보아야 할 것입니다.

체질적으로 마른 사람은 보하는 약이든 사하는 약이든, 어떤 약을 써도 결정적으로 뒤바뀌지는 않습니다. 물론 조금 살이 찔 수는 있겠지만, 기본 체형은 바뀌지 않습니다. 그러나 병으로 인해 마른 사람은 그 병을 치료하면 당연히 원래대로 됩니다. 물론 여기서 그 병을 치료하기 위해서는 상태에 따라 보하는 약을 쓸 수도 있고, 사하는 약을 쓸 수도 있습니다. 또 한약이 아닌 양약을 써서 치료해도 병이 나으면 다시 살이 찔 것입니다.

원래는 보기 좋은 보통 체형이었는데 한약을 먹은 후에 살이 쪄서 큰일났다고 말하는 사람도 있습니다. 이런 경우 한약을 통해 몸 상태가 개선되면서 식욕이 좋아져서 자연스럽게 살이 찔 수 있습니다. 그렇다면 원래 이 사람은 살이 찔 수 있는 체질이었는데, 몸 상태가 좋지 않았든지 어떤 병이 있었든지 하여 잠시 살찌는 것이 유보되었던 것이라고 보아야 할 것입니다. 결국 한약은 원래의 몸 상태로 회복시키는 데 기여했을 뿐인데, 이 사람은 살을 찌게 한 범인이 한약이라고 엉뚱하게 믿고 있는 것입니다. 살이 찐 근본 원인은 바로 자기 자신에게 있었던 것인데도 말입니다. 살이 찌고 안 찌고는, 우선 체질적 원인이 주된 것입니다. 보하는 약이든 사하는 약이든, 한약은 환자의 현재 몸 상태를 개선하고 질병을 치료할 뿐입니다.

그리고 보약을 일종의 사치품으로 치부하는 것도 잘못입니다. '몸을 보한다'는 것은 저항력이 떨어져 있는 허증 상태를 치료하는 적극적인 행위입니다. 적극적인 행위라는 말은, 보하는 치료법이 병이 오래 되어 원기가 허해졌을 때도 필요하지만 병이 구체적인 질병 상태로 악화되기 전이라 해도 미리 치료할 수 있다는 뜻입니다. 보약은 한의학의 일부분이며, 건강을 개선하고 질병을 치료하는 의학적 방법의 하나입니다.

2. 쇠뜨기풀과 한의사

언젠가 텔레비전의 한 프로그램에서 쇠뜨기풀이 몸에 좋다는 내용을 방송한 적이 있었습니다. 방송이 나가기가 무섭게 서울의 한약 상가인 경동 시장에서는 몇 천 원 하던 그 약초가 몇 만 원을 호가하는 기현상이 벌어졌지요. 그런데 몇 달 후 신문, 방송을 통해 이번에는 쇠뜨기풀은 보약이 아니라 독약이라는 보도가 나가자 사람들은 쇠뜨기풀을 보려고조차 하지 않았습니다.

텔레비전을 비롯한 대중 매체가 보통 사람들에게 미치는 영향은 어마어마합니다. 특히 판단력이 부족한 어린아이들이나, 특정 분야에 대한 전문 지식이 없는 일반인들에게 매스컴의 보도는 거의 진리처럼 받아들여집니다. 그런데 그런 힘있는(?) 대중 매체들은 한의학을 과연 어떻게 보고 있을까요?

우선 여성 잡지를 보면, 거의 매달 빠지지 않는 것이 건강에 대한 기사입니다. 그 가운데 한의학에 관련된 내용도 심심치 않게 등장하는데, 대개 '무슨무슨 비법', '신비의 치료법', '무슨 병에 잘 듣는 비방', '살

빼는 비방' 따위가 주류를 이룹니다. 여성 잡지에서 소개하는 한의학의 모습이 이처럼 신비주의적이고 상업적인 것이라면, 텔레비전 드라마에 등장하는 한의학의 모습은 그야말로 촌스럽고 전근대적인 것뿐입니다. 옛날식 그대로 운영하는 전통적 형태의 한약방(한약방은 한방 병·의원에 비해 옛날 모습을 많이 간직하고 있습니다), 수염 난 할아버지 한약업사나 한의사, 그리고 환자가 진료를 받는 모습이나 한의사와 환자의 대화에서도 고리타분한 냄새가 물씬 풍깁니다.

신비로운 골동품

대중 매체가 그려 내는 한의학의 모습은 아마 보통 사람들이 가진 한의학에 대한 생각과 매우 비슷할 것입니다. 이처럼 한의학을 신비한 것으로, 또는 케케묵은 옛날 것으로 보는 것이 한의학에 대한 두번째 오해입니다.

한의학은 정말 신비하고 낡은 것일까요?

신비하다는 말은, 비합리적이고 비이성적인 것들로 가득 차 있다는 말로 바꿀 수 있습니다. 물론 한의학 이론은 농경 사회를 배경으로 성립된 것이기 때문에 어느 정도 시대적 한계를 가진 것이 사실입니다. 그러나 한의학은 매우 합리적이고 이성적인 학문입니다. 혹시 우리가 그 내용도 잘 모르면서 무조건 '서구적인 것=합리적인 것=우월한 것', '전통적인 것=비합리적인 것=열등한 것'이라는 근거 없는 도식에 빠져 있는 것은 아닌지 한번 돌아보아야 하겠습니다.

한의학을 무슨 골동품처럼 생각하는 사람들도 많습니다. 그런 사람들은 대체로 두 가지 태도를 취합니다. 하나는 "요즘 같은 첨단 정보화 시대에 그런 구닥다리 의학으로 사람의 건강 문제를 해결하려 하다니……" 하면서 한심하다는 표정을 짓는 것이고, 다른 하나는 "역시 우리 것이 좋은 것이여!" 하면서 한의학을 맹신하는 것입니다. 한의학

의 기본 이론은 수천 년 전에 성립되었지만, 지금의 한의학은 옛날의
그 한의학이 아닙니다. 한의학도 계속 역사 속에서 발전해 가고 있습
니다. 다만 정치적 압박(일제는 민족적인 색채가 강한 한의학과 한의사
를 탄압함으로써 자신들의 식민지 지배를 관철하려 했습니다)과 제도적
방치(해방 이후에도 보건 의료 정책이 양의학 위주로 시행되어 한의학
은 서자 취급을 받아 왔지요)로 인해 발전 속도가 매우 느렸을 뿐입니
다. 사람의 몸과 병을 보는 기본 관점은 변하지 않지만, 과거의 처방을
기초로 계속 새로운 처방을 개발하고 좀더 정확한 진단법을 만들기 위
해 한의사들은 많은 노력을 기울이고 있습니다.

3. 한의사는 딸 안 낳나요?

"선생님, 제 나이가 마흔인데 이번에 또 임신을 했거든요…….”
"왜요, 아들 때문에요?”
"예.”
"딸이 몇이나 되는데 그러세요?”
"셋이요.”
이 중년 부인이 저를 찾아온 이유는 뻔합니다. 진맥으로 아들인지
딸인지 감별해 달라는 것 아니면, 아들 낳는 약을 지어 달라는 것이겠
지요. 아니나다를까 그 부인은 세상에서 가장 불행한 사람 같은 표정
을 지으면서 속사정을 털어놓기 시작했습니다.
"선생님, 저는요 이번에도 아들을 못 낳으면 더 이상 살 수가 없어
요. 시어른들 뵐 면목도 없고…… 약 먹고 죽어 버릴까 하는 생각까지
다 했어요. 선생님, 제발 부탁이에요. 아들 낳는 약 좀 지어 주세요.”
이쯤 되면 정말 뭐라고 말을 해야 할지 난감해집니다. 아들이 이 세
상에서 무엇보다도 절실하게 필요한 사람에게, 지금 국민학교 애들은

남자가 더 많아서 그 애들이 시집 장가 갈 때는 딸이 훨씬 좋을 것이라든지, 앞으로는 어차피 자식 따로 부모 따로 살고 또 여성의 사회적 지위가 어떻고 하면서 설득해 본들 별 효과가 없을 테니까요.

아들 낳는 비법

뱃속의 딸을 아들로 바꾸게 하는 약이 정말 있을까요?
허준의 『동의보감』(잡병편)을 보면 이에 대한 이야기가 나옵니다.

임신 3개월을 시태(始胎)라고 하는데, 이때는 혈맥이 흐르지 않고 형태를 따라 변하니 남녀가 정해지지 않았다. 그러므로 약을 먹고 방법을 사용하여 아들을 낳게 할 수 있다…… . 석웅황(石雄黃) 37.5그램을 비단 주머니에 넣어서 임신부의 왼쪽 허리에 차게 하면 아들이 된다.

또 항간에서는 월경 예정일로부터 7일 이내에 징해진 약에다기 수탉의 간을 10등분해서 같이 넣고 달여서 5일 동안 먹으면 아들을 낳을 수 있다고 알려져 있기도 합니다.

한의학의 고전에서 딸을 아들로 바꾼다는 말을 쓰고는 있지만, 자세히 보면 태아의 성이 결정되기 전에 아들로 유도한다는 관점을 가지고 있다는 것을 알 수 있습니다.

그럼 사람의 성은 어떻게 결정되는 걸까요? 생리학의 연구는 정자와 난자의 수정으로 임신이 되고, 수정할 때에 정자가 어떤 성염색체를 가지고 있느냐에 따라 기본적으로 성이 결정된다고 말하고 있습니다. 물론 한 쌍의 성염색체가 XX이면 여성, XY이면 남성으로 결정되는 유전적 성 결정이, 임신중의 호르몬 분비와 흡수 과정에서 문제가 발생하여 태아의 발달 과정에서 기형적 성 기관을 형성하거나 반대의 성으로 발전할 수도 있다는 연구도 있습니다. 하지만 그러한 성 결정은 일반적인 형식은 아니며, 기본적으로는 성염색체의 종류에 따라 태아의 성이 결정된다고 볼 수 있습니다.

이렇게 보면 한약으로 아들을 낳을 수 있다는 생각은 가능성이 희박한 것입니다. 한약이나 침으로 수정 전에 자궁 안의 조건 또는 정자를 생산하고 방출하는 조건들을 일정하게 바꾸어 특정한 수정 조건으로 유도함으로써 원하는 성을 결정한다면 몰라도 다른 방법은 가능성이 없는 것입니다.

고전은 오류가 없다

한약을 먹어서 아들을 낳을 수 있다는 생각은 한의학을 지나치게 과대 평가하는 것입니다. 그런데 이런 비합리적인 태도는 한의학을 연구하는 방법론에서도 존재합니다. 한의학을 연구하기 위해서는 수천 년간의 경험이 축적된 한의학 고전에 대한 연구가 필수적인데, 고전을 전혀 오류가 없는 완벽한 것으로 맹신하는 사람들이 있습니다. 이른바 '고전의 무오류설'입니다. 말하자면 고전에 현재 우리가 이해할 수 없는 내용이 나오거나, 도저히 합리적인 이치에 맞지 않는 내용이 있을 때, 일단 '이 내용은 너무 심오해서 우리가 이해하지 못하는 것일 뿐이야. 우리 같은 사람들이 함부로 고전을 부정해선 안 돼!' 하면서 비판을 꺼리는 태도입니다. 이러한 태도는 한의학을 계속 신비로운 것으로 몰아가서 결국 박물관의 유물처럼 박제화시키려는 것입니다.

그렇다고 해서 한의학의 내용이 반드시 현대 과학적인 실험 방법으로 검증되어야 한다는 이야기는 아닙니다. 그런 태도는 또한 서양 의학 우월주의, 잘못된 과학주의로 비판받아야 할 것입니다. 한의학의 내용은 그 과정을 실험 과학적으로 입증하지 못한다 해도 그 결과에 대해서는 분명히 통계학적·합리적으로 증명할 수 있습니다. 객관적이고 합리적인 평가, 한의학을 위해서는 이것이 필요합니다.

4. 한약을 먹으면 바보가 된다

"이렇게 어린데 한약을 먹여도 괜찮을까요?"

며칠 전부터 열이 나고 설사를 한다며 첫돌도 안 된 아이를 데리고 온 젊은 엄마는 이렇게 걱정스레 묻습니다.

"아니, 그 동안 양약 안 먹여 봤어요?"

"먹였지요, 벌써 3일째인데……."

"그런데 왜 한약은 먹이면 안 된다고 생각하시는 겁니까?"

"옆집 아주머니도 그러고 시어머님도 그러시던데……."

너무 어릴 때 한약을 먹이면 아이가 바보가 된다는 말이 언제부터 어떻게 생겨났는지는 몰라도 이렇게 묻는 사람이 한두 사람이 아닌 걸 보면, 아이들을 키우는 부모들 사이에서는 이 말이 꽤 설득력을 가지고 있는가 봅니다. 어떤 경우는 한약이란 말 대신 보약이란 밀을 써서, 보약은 돌이 지나야 먹일 수 있지 그 전에 먹이면 큰일난다고 말하는 사람도 있습니다.

정말로 한약은 아이들에게 위험한 것일까요?

한약은 대부분 들에서 나는 풀로 이루어진 약들입니다. 우리는 날마다 세 끼씩 쌀로 된 밥을 먹고, 배추나 무, 고추 같은 풀을 먹습니다. 마찬가지로 인삼이나 황기 같은 한약도 대부분 들에서 나는 풀로 된 것입니다. 흔히 한약을 부작용이 적고 안전하다고 말하는 이유는 바로 한약이 우리의 주식과 같은 자연의 산물이기 때문입니다. 그렇지만 우리는 삼이나 황기 같은 한약을 평생 먹고 살 수는 없습니다. 또 쌀밥이나 김치는 아무리 먹어도 문제가 생기지 않지만, 아스피린이나 게보린을 계속 먹게 되면 이른바 부작용이라는 것이 생깁니다.

그렇다면 한약과 음식은 어떤 차이가 있고, 또 한약과 양약의 본질적 차이는 무엇일까요? 모든 음식이나 약은 제각기 '고유한 성질'을 가지고 있는데, 그 고유한 성질을 한의학에서는 '기(氣)'라고 합니다. 일반적으로 음식은 그 기가 어느 한쪽으로 심하게 치우쳐 있지 않지만, 약은 한쪽으로 치우친 기를 가지고 있습니다. 예를 들어 쌀은 그 기가 중간이고, 배추는 서늘하며, 무는 중간으로 대체로 그 작용이 강렬하지 않습니다. 게다가 우리가 실제로 음식을 먹을 때는 한두 가지만을 먹는 것이 아니고 조금씩 기가 다른 것을 혼합하여 먹는데, 이 과정에서 음식의 치우친 성질이 조화를 이루어 오랫동안 먹어도 특별한 부작용을 일으키지 않는 것입니다. 음식을 오랫동안 가려 먹음으로써 병을 치료하는 식이 요법도 음식의 성질이 조금씩 치우쳐 있는 특성을 이용한 것입니다.

그러나 인삼이나 황기 같은 한약은 음식보다는 상대적으로 성질이 더 치우쳐 있는 것들입니다. 바로 그 치우친 성질을 이용하여 병을 치료하는 것이 한약의 원리입니다. 차가운 성질을 가진 약으로 몸 속의 열을 없애고, 뜨거운 성질을 가진 약으로 몸 속이 찬 것을 치료하는 식입니다.

본래 사람의 몸에는 그 기가 어느 한쪽으로 치우친 것보다는 중성 정도의 기를 가지고 있든가 치우쳤다 해도 조금만 치우친 음식이나 약이 좋습니다. 따라서 약도 음식에 가까운 것일수록 좋고, 음식도 너무 맵거나 짠 것보다는 싱거울수록 좋은 것입니다. 왜냐하면 우리 몸은 수많은 기관들이 서로 오묘한 조화를 이루어 움직이고 있는데 치우친 기를 가진 음식은 어느 특정한 기관을 자극하거나 어느 특정한 기관만을 억누르기 마련이어서 몸 속에서 조화를 깨뜨리게 되며, 그 조화가 깨진 상태는 바로 병으로 이어지기 때문입니다.

아스피린이나 게보린을 지나치게 먹으면 부작용이 생기는 이유는 바로 그 기가 매우 심하게 치우쳐 있기 때문입니다. 그 덕분에 효과가 빠르다는 장점은 있지만, 그만큼 몸 속에서 조화를 깨뜨릴 수밖에 없는 한계를 가집니다. 양약은 원료가 되는 어떤 물질에서 어느 특정한 성분만을 골라 추출하거나 그 몇 가지 성분을 조합하여 만들어 내지만, 한약은 원료가 되는 물질 자체를 통째로 사용합니다. 이 점이 양약과 한약의 큰 차이지요. 예를 들어 인삼을 양약으로 쓸 때는 인삼 속에 있는 여러 성분 가운데 특정한 몇 가지 성분만을 추출하여 약으로 만들지만, 한약으로 쓸 때는 인삼 속에 있는 모든 성분을 그대로(인삼 뿌리 통째로) 사용하는 것입니다.

양약은 이처럼 특정한 유효 성분만을 추출하여 쓰는 것이고, 한약은 자연에서 채취한 원래 약이 가지고 있는 전체적인 성질을 종합적으로 파악하여 원형대로 사용합니다. 따라서 자연적인 상태를 그대로 유지하고 있는 한약은 음식과 비슷하게 그 기가 순하고 완만하지만, 자연적인 상태에서 몇 가지 성분만을 추출한 양약은 그 기가 편협할 수밖에 없는 것입니다.

이제 어린아이에게 한약을 먹이면 안 된다는 생각이 오해라는 것을 알았을 것입니다. 이런 오해는 아마도 한약은 아무나 믹는 것이 이니고 특별한 사람이나 특별한 경우에만 먹는 것이라는 오해와 관련되어 생겨난 것이 아닌가 싶습니다. 말하자면 한의학은 누구나 몸이 아플 때 언제든지 사용할 수 있는 보편적인 의학이 아닌 특수한 형식의 의학으로 많은 사람들에게 이해되고 있으며, 이러한 현상은 우리 나라의 잘못된 의료 제도에서 비롯된 것입니다.

1장

오장육부 이야기 · 하나

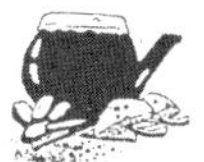

1. 죽은 사람을 살린 편작

중국의 전설적인 명의 편작이 괵나라를 지나가다가 그 나라의 태자가 죽었다는 소문을 들었다. 편작은 궁전으로 찾아가 태자의 주치의였던 중서자에게 물었다.

"태자는 무슨 병으로 돌아가셨습니까? 온 나라에서 병을 쫓는 기도가 대단했다고 하던데요."

중서자가 대답했다.

"태자의 병은 기와 혈의 운행이 불규칙하고 서로 어지럽게 얽혀 원활하게 소통되거나 발산되지 못하여 갑자기 밖으로 발작하게 되었으니 내장을 상하게 된 것입니다. 정기(正氣 : 몸의 저항력)가 사기(邪氣 : 병을 일으킨 기)를 이기지 못하여 사기가 몸 속에 쌓여 그것이 발산되지 못하였기 때문입니다. 그래서 그만 쓰러져 돌아가신 것입니다."

편작이 다시 물었다.

"돌아가신 때가 몇 시입니까?"

"날 밝을 무렵이었지요."

"그럼, 입관은 하였습니까?"

"아직 하지 않았습니다. 돌아가신 지 아직 반나절도 되지 않았으니까요."

"저는 제나라 발해의 진월인(편작의 본명)이라고 합니다. 태자께서 돌아가셨다고 하나 저는 태자를 다시 살릴 수 있습니다."

중서자는 놀라지 않을 수 없었다.

"아니, 선생은 웬 농담을 그렇게 하십니까? 무슨 근거로 태자를 소생시킨단 말이오?"

이렇게 말하면서 중서자는 옛날에 들었던, 위장과 오장을 씻어서 죽은 사람도 살렸다는 유명한 외과 의사 유부를 내세우며 빈정거렸다.

"선생의 수준이 그 정도만 된다면야 혹시 태자가 살아날지도 모르지만……."

편작은 중서자의 의술에 대한 시각이 형편없이 편협함을 웃음으로 답했다. 중서자가 최고라고 생각하는 유부의 의술이란 편작이 볼 때는 옷을 벗겨 병이 어디 있는지를 살피고, 몸을 해부하여 병소(病巢)를 제거하는 방법으로서 조잡한 기술에 불과했기 때문이다.

"당신의 의술은 대나무통으로 하늘을 보고, 틈 사이로 모양을 들여다보는 것으로 전체를 보지 못하는 것입니다. 저의 진단은 맥을 보고, 얼굴색을 보고, 소리를 듣고, 정신 상태를 살피는 방법을 쓰지 않고도 병이 있는 곳을 알아낼 수 있습니다. 병의 양(陽)을 알면 그 음(陰)을 미루어 알 수 있고, 병의 음을 알면 그 양을 미루어 알 수 있습니다. 병이란 내부의 반응이 밖으로 드러나게 되는 것이어서 겉에 나타나는 사소한 증상으로도 먼 미래의 예후를 알 수 있으며, 치료법은 여러 가지가 있으므로 한 가지 측면만으로 병을 볼 수는 없습니다."

편작은 자신의 진찰법을 중서자에게 설명한 다음 이렇게 말했다.

"내 말이 거짓말 같으면 가서 태자를 다시 한 번 진찰해 보십시오. 분명히 귀울림과 콧구멍이 넓어진 증세가 있을 것이고, 양쪽 허벅지를 주물러 올라가 음부에 이르면 따뜻한 기운이 있을 것이오."

중서자가 더 이상 할말을 잃고 임금에게 보고하자, 임금은 편작에게 감사의 눈물을 흘리면서 어쩔 줄 몰라했다.

"태자는 지금 죽은 것이 아닙니다. 시궐(尸厥)이라고 하는 병으로 갑자기 의식을 잃어 인사 불성이 된 나머지 죽은 것처럼 보일 뿐입니다."

편작은 치료를 시작했다. 침을 놓고 약을 먹이고 하니 곧바로 태자가 일어나 앉았고, 그후 20일 동안 치료하자 완전히 회복되었다. 이를 보고 사람들은 "편작은 죽은 사람도 살려낸다"고 칭송하였지만, 편작은 "나는 죽은 사람을 살려낸 것이 아니라 당연히 살아날 사람을 일어나도록 했을 뿐이다"라고 말했다.

『사기』에 나오는 이야기입니다. 이 이야기가 사실인지 아닌지는 확실치 않지만 중요한 것은, 편작이 말한 자신의 진단술은 바로 한의학의 이론과 기술을 잘 드러내고 있다는 점입니다.

"병이란 내부의 반응이 밖으로 드러나게 되어 있으므로 겉에 나타나는 사소한 증세로도 병을 알고 예후를 판정할 수 있다."

편작의 말처럼 한의학은 기본적으로 우리 몸 속에 있는 병을 알기 위해서 몸 속을 직접 보지 않고, 겉을 보고 속을 유추하여 알아내는 방법을 씁니다. 그러기 위해서 겉에 나타나는 증세들을 종합적으로 매우 면밀하고 자세하게 분석합니다.

겉으로 나타나는 증세를 분석하는 한의학의 이론은 음양론과 오행론이 뼈대를 이루고 있는데, 이 두 가지 이론은 옛날 사람들이 매우 오랜 시간 동안 자연을 관찰하고 그 관찰 결과를 사람의 몸에 직접 시험해 보면서 정리해 낸 철학 이론입니다. 한의학을 철학적이라고 하는 것은 바로 이러한 배경에서 나온 것인데, 이 이론은 자연에 대한 관찰을 기초로 하는 것이기에 특히 자연 철학이라고 합니다.

중서자는 뛰어난 외과 수술 능력을 가진 유부가 최고의 의사라고 생각하지만, 편작은 그러한 중서자의 생각에 대하여 웃음으로 답할 뿐입니다. 몸을 직접 열어 수술하지 않고도 닫힌 상태에서 내과적으로 치료하는 편작의 치료술은 바로 한의학 치료의 기본 방법입니다.

이제부터 편작이 진단하고 치료한 한의학의 기본 이론에 대해 하나하나 알아보기로 하겠습니다.

2. 오장육부＋심술보＝오장칠보

> ……박가 형제가 있으되 놀보는 형이고, 홍보는 아우였다. 동부
> 동모 소생이요 성질이 각각 다르것다, 어째서 다르냐 하면 사람마다
> 오장이 육본디 아, 이놈은 오장이 칠보였다. 이놈이 심술을 한번 내
> 놓기 시작하면, 놀보 심술 볼짝시면…… 불난 디 부채질하고, 다
> 된 혼인은 파기 치고, 미나리광에 소 몰아넣고, 고추밭에 말 달리
> 고…… 똥 누는 놈은 주저앉히고, 애 밴 부인 배통 차고…… 이놈
> 의 심술이 삼강을 아느냐…… 삼강을 모르는 놈이 오륜을 알 수가
> 있겠느냐…….

「홍보가」 처음 대목의 '놀보 심술 타령'의 한 부분입니다. 만약 진짜
로 놀보가 다른 사람과 달리 오장칠보가 달렸다면, 그는 기형으로 태
어난 사람일 것입니다. 하여튼 「홍보가」에서는 사람이 모두 오장육부
를 가지고 있다는 한의학의 중요한 이론을 가르치고 있는 셈입니다.

오장육부(五臟六腑)란 사람마다 몸 속에 가지고 있는 장기들을 말하
는데, 다섯 개의 장(臟)과 여섯 개의 부(腑)를 합쳐서 그렇게 부르는
것입니다. 다섯 개의 장이란 '간(肝)', '심(心)', '비(脾)', '폐(肺)', '신
(腎)'이고, 여섯 개의 부란 '담(膽)', '소장(小腸)', '위(胃)', '대장(大腸)',
'방광(膀胱)', '삼초(三焦)'입니다. 여기서 하나 빠진 '심포(心包)'라는
것이 있는데 이것도 하나의 '장'입니다. 심포는 심장과 매우 밀접한 관
계를 가진 장입니다. 앞에서 '오장＋육부＝오장육부'라고 하였는데, 여
기에 심포를 하나 더 보태면 '오장육부＋심포＝육장육부'가 됩니다.

그러니까 실은 오장육부가 아닌 육장육부라고 해야 정확한 것이지
요. 그런데 모든 것을 다섯으로 분류하는 오행론의 영향으로 거기에
기계적으로 맞추면서 그렇게 되었는지, 아니면 심포의 기능이 심장과
크게 구분되지 않아서였는지 아무튼 한의학에서는 일반적으로 심포를

제외하고 오장육부라고 부릅니다.

몸 속의 기관을 이렇게 장과 부로 구분하는 것은 그 기능적 차이에 따른 것입니다. 여섯 개의 장은 우리 몸에서 만들어져 생명의 에너지가 되는 기를 저장하는 기능을 하고(음적인 기능), 부는 음식물을 전달하고 배설하는 통로가 되는 것입니다(양적인 기능).

육장과 육부는 서로 일대일 대응을 합니다. 일대일 대응을 한다는 것은 그 기능이 서로 밀접한 관계를 가지고 있다는 것입니다. 그 대응 관계는 표 1과 같습니다.

표 1

음	장	리	간	심	비	폐	신	심포
양	부	표	담	소장	위	대장	방광	삼초
	오행		목	화	토	금	수	화

이러한 관계를 '표리 관계(겉과 안의 관계)'라고 합니다. 말하자면 동전의 앞면과 뒷면의 관계처럼 장부의 위치나 기능은 다르지만, 그 기능이 항상 바늘과 실처럼 서로 연속적으로 나타난다는 것입니다. 예를 들어 심과 소장은 오행으로 똑같이 화에 속하면서 하는 일이나 위치가 다르지만, 심의 이상은 소장의 이상으로 연결되고, 반대로 소장의 이상은 심의 이상으로 연결될 수 있다는 것입니다. 또 병을 치료할 때도 심의 이상을 소장에서 치료하기도 하고, 소장의 이상을 심에서 치료하기도 하는 식입니다.

그렇다면 표 1에 나와 있는 간―담은 오행의 목에 해당하고, 심―소장은 화에 해당하고, 하는 식의 오행과 장부의 대응 관계는 어떤 근거로 이루어진 것일까요? 이 문제를 이해하기 위해서는 음·양과 오행이 무엇인가를 먼저 알아야 합니다.

3. 여자와 남자 —— 대립과 조화

여성들이 들으면 매우 불쾌해 할 이야기지만, "남자는 하늘이고, 여자는 땅이다"라는 말이 있습니다. 이 말은 대개 여성에 대한 남성의 우월성을 주장하는 비유로 제시되는데, 그러한 주장의 논리적 구조는 이렇습니다.

'하늘은 땅보다 우월하다, 남자는 하늘과 같고 여자는 땅과 같다, 그러므로 남자는 여자보다 우월하다.'

음양론에서는 남자와 하늘을 다 같이 '양'으로 분류하고, 여자와 땅을 '음'으로 분류합니다. 그렇다면 위의 논리대로라면 양은 음보다 우월하다고 해야 합니다. 그러나 일반적으로 음양론에서는 음과 양의 관계에서 어느 하나가 우월하거나 낮다고 말하지 않습니다. 음과 양은 항상 서로 대등하게 대립하고 조화하는 관계입니다. '양이 음보다 우월하다'는 그릇된 생각은 음양론이 역사적으로 내려오면서 정치적으로 왜곡 해석되어 나타난 현상이지요.

여기서는 한의학뿐만 아니라 동양학 전반에 걸친 철학적 기반이라고 할 수 있는 음양론에 대해 알아보도록 합시다.

햇볕과 그늘

음양론에서는 모든 사물의 속성을 음과 양 두 가지로 분류합니다. 사람이든 동물이든, 무생물이든 생물이든 상관없이 모든 사물을 음과 양으로 나누는 것입니다. 그렇다면 그것들을 어떤 기준에 따라 분류할까요? 그것은 간단하면서도 어려운 문제입니다.

양은 원래 햇볕이란 뜻이고, 음은 그늘이란 뜻입니다. 음양론에서 말하는 햇볕과 그늘은 햇볕 자체나 그늘 자체만을 말하는 것이 아니라, '햇볕과 그늘의 관계'처럼 서로 대조적인 모든 사물을 대표한다고 할 수 있습니다. 세상의 모든 사물은 서로 대립적인 측면을 가지고 있습니다. 같은 사람이라고 해도 남자와 여자가 있고, 같은 하루일지라도 낮과 밤이 있고, 움푹 팬 곳이 있는가 하면 위로 올라온 곳이 있습니다.

이처럼 사물을 두 가지로 구분할 때 한 가지는 활동적인 특성을 가지고 있는 반면, 다른 한 가지는 조용하고 정적인 특성을 가지고 있습니다. 그 동적인 것을 양이라 하고, 반대되는 정적인 것을 음이라고 합니다. 그러니까 양이란 모든 동적인 것의 대표가 되고, 음이란 모든 정적인 것의 대표가 되는 셈입니다.

표 2

음	양
땅	하늘
가을 · 겨울	봄 · 여름
여성	남성
여성적인 것들	남성적인 것들
추위, 신선함	열, 따뜻함
습함	건조함
내부	외부
어둠	밝음
아랫부분	윗부분
작고 약한 것들	크고 강한 것들
물	불
정지	운동
밤	낮

여기서 이런 질문을 할 수 있습니다.

'분명히 남자와 햇볕은 서로 다른 사물인데 어떻게 음양론에서는 마치 하나의 사물인 것처럼 똑같은 양으로 취급할 수 있는가?'

음양론은 관계론입니다. 햇볕 혼자만 있을 때는 그것을 양이라고 하지 않습니다. 햇볕과 그늘이 동시에 있을 때 하나는 양이 되고, 하나는 음이 되는 것입니다. 음양론이 관계론이라는 것은, 음양론은 어떤 두 가지 사물이 서로 대립되는 속성을 가지고 있을 때 그 속성 가운데 좀

더 음적인 속성을 가진 것이 어느 것이고, 좀더 양적인 속성을 가진 것이 어느 것이냐를 구분하는 것입니다. 그러니까 같은 남자라고 하더라도 다시 음양으로 구분이 가능한 것입니다. 즉 좀더 여자의 속성을 많이 가지고 있고 좀더 부드럽고 정적인 사람이 음이 되고, 좀더 거칠고 좀더 동적인 사람이 양이 됩니다. 그러니까 똑같은 한 사람이 자기보다 더 거칠고 동적인 사람과 같이 있을 때는 음이 되고, 반대로 자기보다 더 음적인 사람과 같이 있을 때는 양이 되는 것입니다. 한 사람이 어떤 때는 음이 되고, 어떤 때는 양이 된다는 것입니다. 그러므로 음양은 고정적인 것이 아니고 항상 상대적인 것입니다.

그리고 음양으로 분류한 것을 다시 한 번 음양으로 재분류할 수 있습니다. 예를 들어 하루를 구분할 때 낮을 양, 밤을 음이라 할 수 있지만, 낮 가운데서도 아침부터 정오까지는 양 중에서도 더욱 양이 되고 (양 중의 양), 정오부터 오후 해질 무렵까지는 양 중에서도 음적인 것입니다(양 중의 음). 그 다음 해질 무렵부터 한밤중까지는 '음 중의 음'이 되고, 한밤중부터 동틀 무렵까지는 '음 중의 양'이 됩니다. 이렇게 음과 양을 각각 음양으로 계속 분류할 수 있습니다.

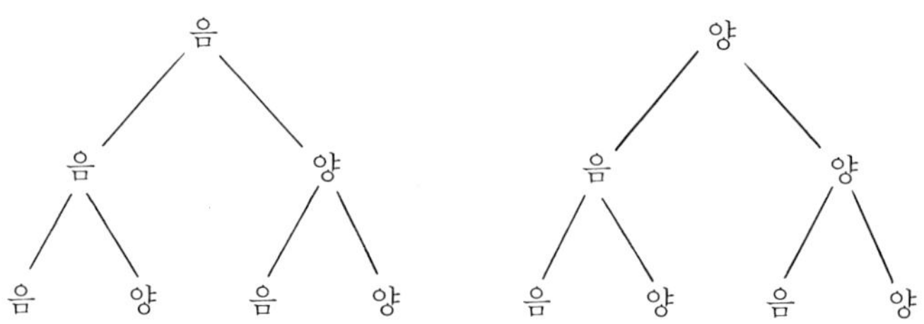

음양은 천지 자연의 도이다.
만물의 기본 법칙이며 사물이 변화하는 원리이다.
살리고 죽임의 근본이고 시작과 끝이며
만물이 측량할 수 없게 오묘하게 변화하지만 명확하게 드러나는

곳이니

병을 치료할 때는 반드시 음양의 근본을 찾아서 해야 한다.

『황제내경』

네 가지 법칙

음양의 원리는 아래와 같은 법칙으로 설명할 수 있습니다.

첫째, 음과 양은 상대적이고 서로 대립하는 속성이 있다.

둘째, 음과 양은 서로 의존하고 통일되어 있으면서 서로 상대를 발생시키고 조장한다.

셋째, 음과 양은 서로 균형을 유지하고 있다.

넷째, 음과 양은 고정적인 것이 아니고 변화하는 것이다.

첫번째, 두번째 법칙   음양이 서로 상대적이고 대립한다는 속성은 지금까지 말한 대로 음양의 가장 기초적인 원리입니다. 그런데 두번째 법칙에서 첫번째와 반대되는 듯한 원리를 말하고 있습니다. 음양이 서로 대립하고 상대적인 것인데 어떻게 서로가 서로를 발생시키고 조장할 수 있는 것일까요?

남자와 여자를 예로 들어 봅시다. 남자와 여자는 서로 상대적이고 대립되는 속성이 여러 측면에서 나타납니다. 우선 외형상 남자와 여자는 서로 대립됩니다. 남자의 성기와 여자의 성기가 서로 반대로 되어 있으며, 남자는 피부가 거친데 여자는 부드럽습니다. 남자는 수염이 나는데 여자는 수염이 나지 않습니다.

이처럼 남자와 여자는 서로 상대적이고 대립되는 존재입니다. 그러나 남자와 여자는 서로 상대가 존재하지 않는다면 아무런 의미가 없습니다. 어느 정도 나이가 차면 남녀가 결혼하는 것은 어떤 사회적인 의

무감이나 도덕적 당위 때문이 아닙니다. 원래 남자와 여자가 그렇게 되어 있기 때문에 결혼을 하는 것입니다. 원래 그렇게 되어 있다는 것은 사람의 몸에서 나타나는 본능적이고 본질적인 문제에 속합니다. 자연스럽게 남자와 여자는 서로를 필요로 합니다. 그것은 단지 성적인 차원의 문제만은 아닙니다. 남자와 여자는 모든 측면에서 서로의 존재를 필요로 하며, 그것이 결국은 상대를 발생시키고 조장하는 것입니다. 말하자면 남자는 여자가 있음으로써 더욱 자신의 존재가 강화되고, 여자는 남자가 있음으로써 자신의 존재가 강화되는 것입니다.

세번째 법칙　음과 양이 서로 균형을 유지하고 있다는 것은 자연 현상은 기본적으로 항상 서로 대립되는 측면이 균형을 유지하고 있으며, 그 균형이 깨졌을 때 자연 스스로 균형을 회복하기 위해 노력한다는 뜻입니다. 이 법칙은 한의학에서 병의 원리나 치료의 원리를 세우는 데 많이 응용됩니다. 예를 들어 정상적인 사람은 신체 기능의 음적인 측면과 양적인 측면이 서로 균형을 유지하고 있는데, 어떤 이유로 그 균형이 깨지는 것을 병이라고 하며, 사람의 몸은 균형을 회복하기 위한 노력을 스스로 한다는 것입니다. 자연 현상에서도 마찬가지입니다. 하루 중에 반 정도는 낮(양)이고, 반 정도는 밤(음)입니다. 1년 중에서도 봄·여름은 초목이 성장하는 시기(양)이고, 가을·겨울은 초목이 시들고 열매를 맺는 시기(음)입니다.

네번째 법칙　음과 양은 고정적인 것이 아니고 변화할 수 있다, 즉 음이 양으로 되고, 양이 음으로 될 수 있다는 것입니다. 앞에서 이야기한 대로 어떤 기준으로 하느냐에 따라서 음양의 분류가 달라지는데, 기준이 다르면 당연히 음과 양이 바뀔 수 있다는 것입니다. 왜냐하면 음과 양은 어디까지나 상대적인 것이기 때문입니다.

음양론의 응용

음양론은 우리 몸의 병을 진찰하고 치료하는 데 어떻게 응용되고 있을까요?

한의학에서는 몸에 나타나는 생리적 · 병리적 여러 현상들이 양적인 반응인가 음적인 반응인가를 살펴서, 만약 양적인 반응이라면 음적인 치료법을 사용하고, 음적인 반응이 나타나면 양적인 치료를 합니다. 왜냐하면 음양의 평형을 건강 상태로 봤을 때 양적인 반응이 나타나는 것은 음양의 균형 원리에 따라 음이 부족한 것을 의미하고, 음적인 반응이 나타나는 것은 양이 부족한 상태임을 말해 주는 것이기 때문입니다. 쉽게 말하면 불을 끄기 위해서는 물을 뿌리면 되고, 너무 축축할 때는 불을 쬐어 주면 되는 것입니다.

표 3

음이 부족하고 양이 과잉된 상태에서 나타날 수 있는 증상	양이 부족하고 음이 과잉된 상태에서 나타날 수 있는 증상
흥분된 감정 상태	가라앉은 감정 상태(의기소침)
맥박이 빨라지고 강해짐	맥박이 느려지고 약해짐
더위를 싫어하고 시원한 것을 좋아함	추위를 싫어하고 따뜻한 것을 좋아함
얼굴에 붉은 빛이 돈다	얼굴에 검은 빛이 돈다
입이 마른다	입에 침이 돈다
변비가 된다	변이 묽어진다
소화가 잘 되고 식욕이 좋아짐	식욕이 떨어지고 소화가 안 됨
내쉬는 숨이 강해짐	들이쉬는 숨이 강해짐

4. 겨울이 가까워지면 봄이 멀지 않다

겨울이 다가오면 봄이 멀지 않다는 것을 우리는 경험적으로 압니다. 봄이 가면 여름이 오고 그리고 나서 가을과 겨울이 오고 가고……. 이렇게 끝없이 자연은 변화합니다. 이러한 변화가 어떤 원리와 규칙을 따라서 일어나는가를 현대 과학은 지구의 자전과 공전으로 설명하지만, 고대인들은 자연 철학적인 오행론으로 설명하였습니다.

오행론(五行論)은 자연과 사물의 근본적 속성을 다섯 가지로 분류하고, 그 다섯 가지(五)의 관계와 변화(行)에 대한 이론을 체계화한 것입니다. 다섯 가지란 목(나무), 화(불), 토(흙), 금(쇠), 수(물)를 말하며, 행(行)은 고정되지 않고 변화한다는 뜻을 포함하고 있습니다. 오행론은 다섯 가지 물질 자체만을 뜻하는 것이 아니라, 다섯 가지 기본 사물이 가지고 있는 여러 현상들을 종합적으로 파악하는 것입니다.

오행론은 고대인들이 자연을 오랫동안 관찰하고 그 경험을 귀납하여 세운 일종의 자연 철학적 세계관입니다. 음양론이 사물을 두 가지 종류로 분류하고 그 두 사물의 상대적 관계를 논한 것인데 비해, 오행론은 다섯 가지 사물의 종류가 연쇄적으로 어떤 관계에 있는가를 논하고 그 순환적인 변화에 대하여 논한 것입니다.

오행론은 음양론과 더불어 한의학의 철학적 기반입니다. 지금은 합쳐서 '음양 오행론'이라고 말하지만, 원래는 그 기원이나 내용이 서로 다른 것이었다고 합니다. 오행론과 음양론은 전국 시대 중기 이후 결합되어 한의학의 이론적 기반으로서 채용되었다고 볼 수 있습니다.

기원전 80년경 후한 시대에 반고라는 사람이 쓴 『한서』「예문지」에는 전국 시대 제자 백가 가운데 하나로 '음양가'를 기록하고 있으며, 그 대표격으로 추연이라는 사람을 들고 있습니다. 추연은 오행론에 대하여 체계적인 주장을 한 사람으로 알려져 있습니다.

한의학의 가장 오래 된 고전인 『황제내경』은 전한 시대(기원전 202

년~기원후 9년)에 걸쳐 저술된 것으로 보이는데, 이 책에서는 음양 오행론을 사람의 몸과 병의 원리를 설명하는 이론의 틀로서 응용하고 있습니다. 또한 후한 시대(25년~220년)에 장중경이라는 사람이 쓴 『상한 잡병론』은 가장 오래 된 임상 의학서로 불리는데, 여기서는 오행론은 적용되지 않고 음양론에 따른 이론으로 정리되어 있습니다. 말하자면 한의학의 이론 체계는 고대로부터 내려온 여러 가지 의학 기술들이 한나라 시대에 이르러 당시 사회적으로 존재하던 음양 오행론을 적용하여 정리된 것입니다.

오행론은 음양론에 비해 그 이론적 타당성에 대해 일정한 비판이 있습니다. 그것은 주로 다섯이란 숫자에 대한 것입니다. 사물의 속성을 어떻게 다섯으로만 구분할 수 있는가, 다섯 종류의 속성으로 분류하는 것이 자의적인 측면이 많지 않은가, 다섯 사이의 관계에 대한 이론이 모든 사물에 보편적으로 적용될 수 있는가 하는 것들입니다.

하지만 오행론에 따른 인체의 여러 현상에 대한 이론과 임상 실천은 그 타당성에 대해 일정하게 실천적 검증을 하고 있습니다. 그러나 오행론을 인체가 아닌 다른 사물에 보편적으로 적용할 수 있는가에 대해서는 많은 의문이 남아 있습니다.

오행의 기본 속성

목   봄에 풀이나 나무의 새싹이 굳은 땅을 뚫고 나오는 형상을 가리킵니다. 목기(목의 기운)는 상승하는 기운이 주됩니다. 겨울 동안 얼어 붙었던 땅이나 초목에서 새로운 생명을 탄생시키는 것은 목기의 힘이며, 그것은 강한 상승력을 가지지 않으면 불가능한 것입니다.

목은 봄에 해당하며, 녹색이 바로 목기를 가진 색입니다. 목은 양기가 시작하는 처음 단계입니다. 겨울의 얼어붙었던 시기는 음기의 극치로서 그러한 음기 속에서 양기가 서서히 올라오는 시기가 바로 목의 상태입니다.

강한 상승력, 시작, 탄생, 녹색, 양의 기운.

화   활활 타오르는 불의 형상입니다. 이는 양기(양의 기운)가 극성한 상태로서 목기가 발전하여 나타나는 현상입니다. 자연 현상으로 보면 봄에 싹이 난 잎이 여름이 되어 무성하고 화려하게 그 위용을 자랑하고 있는 상태를 말합니다. 화기는 붉은 색입니다. 화려하고 무성한 초목들이나 활활 타오르는 불꽃이나 모두 어떤 기운이 최고조에 달해 극치의 상태를 이루고 있는 모습이며, 그 상태는 바로 붉은 색의 흥분된 형상과 비슷합니다.

화려한 모습, 양기가 목기보다 더욱 강함, 여름, 붉은 색.

토   흙의 후덕하고 묵묵한 형상을 가리킵니다. 흙은 초목이 나고 자라는 원천으로서 묵묵하면서도 중후한 모습을 보입니다. 그러한 흙의 모습은 중재자의 형상입니다. 중재자란 양극단의 중간에 서서 둘을 싸우지 않게 하는 것으로서, 토기는 목과 화의 양기와 금과 수라는 음기의 중간에서 중재자 역할을 하는 것입니다. 초목은 봄에 싹을 틔워 여름까지 오직 외형적 확대만을 해 온 상태입니다. 이러한 외형적 성장은 이제 내부적으로 채워져야만 올바른 발전을 하는 것입니다. 토기는 봄·여름의 외형적 생장(양의 작용)을 내부적 성숙(음의 작용)으로 전환하기 위한 중간 역할을 합니다.

중재자, 여름에서 가을로 넘어가는 중간 단계, 황색, 후덕함.

금   쇠와 같이 딱딱한 표면을 가진 형상을 가리킵니다. 봄·여름의 초목은 표면이 연하고, 내부는 수분이 충만한 상태입니다. 그러나 가을의 초목은 껍질이 단단해지고 안으로는 수분이 적어지면서 열매가 여물어 가는 상태에 이릅니다. 이러한 초목의 변화는 외형적 성장을 이제 그만 멈추고 내부적으로 성숙하는 과정에 이르렀기 때문입니다. 외부가 단단하다는 것은 외부를 향한 확장을 중지하고 내부적으로 성숙하겠다는 표현입니다. 금기는 음기입니다. 그러므로 가을의 기운은 서늘하고 차갑습니다. 그리고 가을은 모든 것을 정리하는 계절입니다. 말하자면 봄·여름의 성과들을 정리하고 심판하는 것입니다.

가을의 열매, 가을의 서늘함, 흰색, 건조함, 음기의 시작.

수   겨울의 얼어붙은 물처럼 그 속에 모든 것을 간직하고 새봄을 준비하는 형상을 말합니다. 얼어붙은 물은 차갑고 굳어 있지만 완전히 속까지 얼어붙은 것은 아닙니다. 그 속에는 봄을 준비하는 양의 기운이 남아 있습니다. 그 양기의 씨앗은 이제 새봄에 다시 싹을 틔우게 될 것입니다.

수의 기운은 모든 것을 간직하고 저장하는 속성입니다. 물은 가장 음적인 것이면서, 활동적인 것들을 모두 흡수하고 간직합니다. 또한 물은 위에서 아래로만 흐르는 속성을 가진 것으로, 불과는 반대로 강한 음의 속성을 가지고 있습니다.

차가운 물, 검정색, 음기가 강함, 겨울의 가라앉고 웅크리는 분위기.

지금까지 오행이 가진 기본 속성들을 알아보았습니다. 그러나 이러한 기본 속성들은 매우 주상적이고 철학적이어서 쉽게 손에 잡히지 않을 것입니다. 오행론은 기본적으로 각각의 사물이 변화하지 않는 상태에서 그것이 오행 중의 어떤 속성을 가지고 있는가를 판단하는 것이 아닙니다. 그것이 어떤 모습에서 지금에 이르렀고 다음에는 어떤 모습

표 4

목 —→	화 —→	토 —→	금 —→	수
봄	여름	여름에서 가을로 넘어가는 중간	가을	겨울
새싹이 틈	외형적 성장	성장에서 성숙을 위한 준비	열매 맺음	열매의 보존과 준비
양기의 시작	양기의 성장	양기와 음기의 중재자	음기의 시작	음기의 강화

으로 변화해 갈 것이라는 것, 바로 어떤 하나의 연속적인 흐름 속에서 오행을 파악하는 것입니다. 그러므로 오행은 사물의 연속적 변화 과정 속에서 이해하는 것이 쉽습니다.

오행간의 관계 —— 정상적인 경우

오행론의 또 다른 핵심은 각 오행간의 '관계'입니다. 그런 의미에서 오행론도 관계론입니다. 오행간의 관계는 정상적인 경우 두 가지가 있는데, 하나는 상생(相生) 관계이고 다른 하나는 상극(相克) 관계입니다.

상생 관계란 서로를 북돋아 주고 뒤를 적극 밀어 주는 관계로써, 구체적으로 말하면 다음과 같습니다.

목생화(木生火 : 목은 화를 잘 살도록 후원해 준다)
화생토(火生土 : 화는 토를 잘 살도록 후원해 준다)
토생금(土生金 : 토는 금을 잘 살도록 후원해 준다)
금생수(金生水 : 금은 수를 잘 살도록 후원해 준다)
수생목(水生木 : 수는 목을 잘 살도록 후원해 준다)

상극 관계는 서로 억제하고 견제하는 관계를 말합니다.

목극토(木克土 : 목은 토를 억제하고 견제한다)
토극수(土克水 : 토는 수를 억제하고 견제한다)
수극화(水克火 : 수는 화를 억제하고 견제한다)
화극금(火克金 : 화는 금을 억제하고 견제한다)
금극목(金克木 : 금은 목을 억제하고 견제한다)

이러한 상생, 상극 관계가 자연계에서 구체적으로 어떻게 나타나고 있을까요? 상생 관계는 앞서 설명한 자연계의 계절 변화를 보면 이해가 될 테니 상극 관계를 보기로 하겠습니다. '목극토'는 봄에 새싹이 흙을 뚫고 나오는 형상, '토극수'는 물의 자연스러운 흐름이 흙으로 인해 막히고 단절되는 형상, '수극화'는 활활 타오르는 불이 물로 인해 꺼지는 형상, '화극금'은 불이 쇠를 녹이는 형상, '금극목'은 쇠로 된 칼이나 톱으로 나무를 자르는 형상을 볼 수 있습니다.

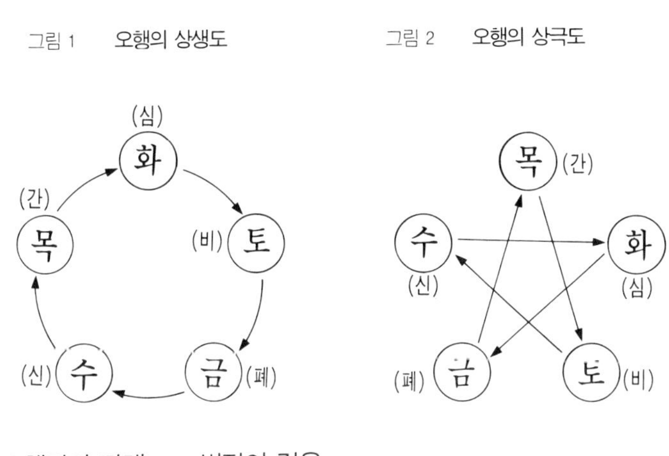

오행간의 관계 —— 병적인 경우

병적인 상태에서 일어나는 오행간의 관계는 상승(相乘) 관계와 상모(相侮) 관계 두 가지가 있습니다. 상승 관계의 승(乘)이란 '몰아넣고 쥐어박는다'는 뜻으로서, 원래 상극 관계가 병적으로 심해진 상황을 말합니다. 예를 들어 '목극토'의 관계에서 목은 토를 억제하고 견제하는 역할을 하는데, 목기가 병적으로 커지게 되면 그 억제하는 기능이 과잉되어 목이 토를 구석에 몰아넣고 쥐어박는 식으로 심하게 억제하여 토기가 기를 못 펴게 만들어 버리는 것입니다.

상모 관계의 모(侮)란 '업신여긴다, 무시한다'는 뜻으로, 원래 자신을 억제하는 기에 대하여 도리어 대항하여 그 기를 무시해 버리는 상태를 말합니다. 예를 들어 금이 본래는 목기를 억제하는 역할을 하는데, 병적으로 금기가 약해지거나 목기가 강해지면 금이 목을 억제하는 기능을 못 하게 되고 도리어 목이 금을 업신여기는 상태로 변하는 것입니다.

상승과 상모는 병적인 상황에서 동시에 일어나는 관계입니다. 예를 들어 목기가 강해졌다고 할 때 목기는 토기에 대하여 상승하게 되고, 금기에 대해서는 상모하게 되는 것입니다.

이러한 상승, 상모 관계가 자연계에서 관찰되는 예를 봅시다. 우선 상승 관계는 상극 관계가 병적으로 강화된 상태이므로 상극 관계와 같이 이해하면 됩니다. 상모 관계는 너무 단단하고 큰 나무는 작은 칼이나 톱으로 잘라지지 않고 도리어 칼이나 톱이 부러지는 상황(목이 금을 업신여김), 또 불이 워낙 강할 때는 물을 조금 부어 봐야 끄떡도 하지 않고 오히려 물을 다 말려 버리는 상황(화가 수를 업신여김), 물살이 세고 큰 물은 웬만한 흙더미를 모두 휩쓸어 버리는 상황(수가 토를 업신여김) 등을 생각할 수 있습니다.

그림 3   오행의 상승, 상모도

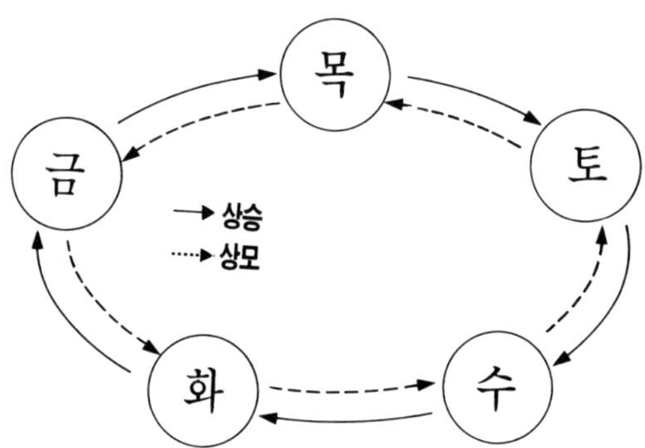

오행론의 한의학적 적용

앞에서 오장육부를 오행에 대응시키고 그렇게 대응시키는 근거를 의문으로 제기하였습니다. 말하자면 왜 간과 담은 목이고, 심과 소장은 화인가 하는 것들 말입니다. 그 의문은 뒤에서 각 오장육부의 기능을 살펴보면 이해가 될 것입니다. 여기서는 일단 오장육부를 오행에 그렇게 대응시킨 이유는, 각 장부의 기능이 각각의 오행이 가지는 속성과 비슷하기 때문이라고만 알아두면 될 것입니다.

그러면 오행의 관계가 한의학적 장부 관계에서 어떻게 응용되는가를 간단한 예를 들어 설명해 보겠습니다. 화생토의 관계는 화가 심·소장과 대응되고, 토가 비·위와 대응되는데, 심·소장이 비·위의 기능을 살리는 관계에 있다는 뜻이 됩니다. 임상적으로 심장의 활동과 비·위의 기능(소화 기능)은 상당한 관련이 있음을 알 수 있습니다. 예를 들어 심장의 활동이 정상 이상으로 되면 심열증이라고 하는데, 이는 바로 비·위에도 열을 돋우어 주는 결과를 가져와 식욕이 증가하는 경향을 나타내게 됩니다. 일반적으로 몸이 마르고 신경질적인 사람은 심의 기능이 정상보다 항진되어 있는 경우인데, 그런 경우 보기보다 밥을 아주 많이 먹는 경향을 보입니다.

또 요즘 들어 많이 생기는 이른바 신경성 위장병도 목과 토의 관계로 설명할 수 있습니다. 신경성 위장병이란 정신적 스트레스가 누적되어서 그것이 비·위의 소화 기능에 영향을 미쳐 일어나는 병입니다. 정신적 스트레스는 간의 소설 기능(뒤에서 설명함)에 영향을 미치고, 이것이 목극토하게 되어 비·위가 제 기능을 못 하게 되고 그러면서 소화 장애를 일으키게 됩니다.

한의학에서는 이런 식으로 오행론을 응용하여 질병을 설명하고 치료합니다. 여기에 대해 좀더 깊이 알려면 각 장부의 기능에 대한 이해가 있어야 합니다.

5. 안에 있는 것은 반드시 밖으로 나타난다

염독(鹽瀆)의 엄흔이 몇 사람과 함께 명의 화타를 뵈러 왔다.
화타가 엄흔에게 물었다.
"당신의 몸은 편한가, 그렇지 못한가?"
엄흔이 대답했다.
"평소와 똑같습니다."
그러자 화타는 이렇게 경고했다.
"당신에게 급한 병이 있다는 것이 얼굴에 드러난다. 술을 많이 먹지 마라."
자리를 파하고 돌아가던 엄흔은 몇 리를 가자 갑자기 머리가 어지러워 수레에서 떨어졌다. 사람들이 그를 부축해서 다시 수레에 태워 돌아왔지만 한밤중에 죽고 말았다.

『삼국지』「화타전」에 나오는 이야기입니다. 화타는 환자의 얼굴만 보고 어떻게 속의 병을 알았을까요? 한의학에는 '안에 있는 것은 반드시 밖으로 나타난다'는 기본 원칙이 있습니다. 이 원칙은 화타처럼 병을 알아내는 진단법에서도 응용되며, 오장육부 이론에도 적용됩니다.
장상(藏象)이라는 한의학 특유의 개념이 바로 그것입니다. 장(藏)은 원래 감춘다는 뜻인데 '몸 속에 감추어진 오장(육부 포함)'을 말하고, 상(象)이란 '겉에 나타나는 현상'을 말합니다. 그러므로 '장상'이란 우리 몸 속에 들어 있는 장부가 외부로 나타내는 여러 가지 생리적·병리적 현상을 말하는 것입니다. 한의사가 하는 진찰은 바로 외부의 현상을 보고 내부의 상황을 파악하는 행위입니다. 속에 있는 오장육부의 현상이 어떻게 밖으로 나타나는가에 대해서는 구체적으로 이렇게 말합니다.

심은 소장과 연결되고, 맥을 주관하며, 그 상태는 혀를 통해서 알 수 있고, 증상은 얼굴에 나타난다.

폐는 대장과 연결되고, 살갗을 주관하며, 그 상태는 코를 통해 알 수 있고, 증상은 피부의 솜털에 나타난다.

비는 위와 연결되고, 살을 주관하며, 그 상태는 입을 통해 알 수 있고, 증상은 입술에 나타난다.

간은 담과 연결되어 있고, 근육을 주관하며, 그 상태는 눈을 통해 알 수 있고, 증상은 손톱에 나타난다.

신은 방광과 연결되어 있고, 뼈를 주관하며, 그 상태는 귀를 통해 알 수 있고, 증상은 머리카락에 나타난다.

심장과 하트(heart)

여기서 한 가지 정리해야 할 것이 있습니다. 한의학에서 말하는 심 또는 심장과 서양 의학에서 말하는 심장은 다른 것인가 같은 것인가 하는 문제입니다.

서양 의학에서는 왼쪽 가슴속에 들어 있으면서 겁이 날 때 두근두근 뛰는 것을 하트(heart)라고 하고, 그것을 우리말로는 심장이라고 합니다. 병원에 갔을 때 양의사가 청진기를 가슴에 대는 것은 바로 하트의 뛰는 소리가 정상인가 아닌가를 들어 보기 위해서입니다. 하트는 우리 몸 구석구석에 피를 보내는 데 결정적인 역할을 하는 장기이며, 하트가 뛰지 않으면 우리는 생명 활동을 유지할 수 없고 사망하게 됩니다.

한의학에도 심장이 어떻게 생겼고 정확하게 어떤 부위에 있는지에 대해 일부 설명이 있기는 하지만 거기에 대해 큰 관심을 기울이지는 않습니다. 대신에 우리 몸에 어떤 증상이 있을 때는 그것은 심장이 고장난 것이다 하는 식으로 말합니다. 한의학에서 말하는 심 또는 심장 이란 개념은 서양 의학의 하트를 포함하면서 좀더 넓은 의미로 쓰이고 있습니다. 한의학에서 말하는 심(심장)이란 아마도 서양 의학에서 말하는 하트 그리고 그것과 관련된 내분비 기능이나 신경계, 순환계 등의 기능을 다 포괄하는 것 같습니다. 한의학에서 말하는 심장은 외부로 표현되는 심장에 관련된 모든 현상을 말하는 것이고, 양의학에서 말하는 하트는 그것이 외부로 표현되든 안 되든 왼쪽 가슴속에 들어 있는 장기 자체만을 말하는 것입니다. 그러므로 우리말로 할 때는 다 같이 심장이라고 하지만 실제로는 서로 다른 범주의 개념입니다.

그래서 가끔 이런 일이 생깁니다. 한의사는 '당신 심장이 좋지 않다'고 하는데, 양의사는 '심장에는 아무 이상이 없습니다' 하여 환자를 혼란시키는 것이지요. 이런 일이 벌어지는 원인은 다음 세 가지라고 볼 수 있습니다.

첫째, 한의사가 말하는 심장의 개념과 양의사가 말하는 심장의 개념이 다르다는 것입니다. 즉 한의사가 말하는 심장은 하트 자체를 포함하여 직접 관련된 기능 현상을 포괄적으로 지칭하는 것이고, 양의사는 하트 자체만을 말합니다.

둘째, 한의사가 이상이 있다고 하는 질병의 개념과 양의사가 이상이 있다고 하는 질병의 개념이 다르다는 것입니다. 한의사는 질병의 개념을 매우 넓게 보고, 양의사는 객관적으로 이상 소견이 증명될 때만 질병이라고 합니다.

셋째, 몸에 실제 이상이 있는데, 한의학에서는 '증후학적으로' 그것을 잡아내는데 양의학에서는 '객관적으로 이상 소견'을 증명할 수 없으니까 '이상이 없다'고 할 수 있다는 것입니다. 이는 바로 한의학과 양의학의 근본적인 방법의 차이를 드러내는 것입니다.

지금까지 심장과 하트의 차이를 설명했지만, 이러한 차이는 한의학에서 말하는 오장육부 전체에 모두 해당됩니다. 뒤에서 나오겠지만 심장과 하트처럼 용어가 서로 같으면서 개념이 다른 경우가 있고, 한의학에서 말하는 개념이 서양 의학에는 아예 없는 것도 많습니다.

직접 보기, 짚어 보기

이러한 차이는 진단법의 발전에서도 차이를 가져왔습니다. 서양 의학은 우리 몸 내부를 '직접 보기' 위해서 여러 가지 기술을 동원합니다. 엑스레이나 내시경, 초음파 등이 내부의 상태를 직접 눈으로 파악하기 위한 방법들입니다. 반면에 한의학에서는 몸 속을 직접 보기보다는 그것이 외부로 나타내는 여러 현상들이 어떤 상관 관계를 가지고 있는가를 종합적으로 파악하기 위해, 그 현상을 어떻게 정확하게 분류하고 판단할 수 있을까 하는 방법을 찾으려 노력해 왔습니다. 한의학은 외부의 현상을 가지고 각 장부를 분류하고 병을 분류하기 때문에, 그런 의미에서 '현상 의학'이라고 합니다. 한의사가 쓰는 전자 맥진기나 양도락기(피부 저항을 측정해 각 장부의 허실 상태를 보는 기계), 그리고 요즘에 나온 피부의 온도를 사진으로 찍는 서모그래피를 한의학에 응용하는 것도 바로 장상을 좀더 정확하게 분류하고 파악하기 위한 과학 기술적 발전입니다. 기본적으로 내부의 변화는 반드시 외부에 반영되고 표현되기 마련입니다. 그러므로 내부와 외부의 변화는 시로 별개의 문제가 아니라 하나의 문제입니다.

사람 몸에서 나타나는 여러 변화를 정확하게 인식하기 위해서는 외부의 변화와 내부의 변화에 대한 인식이 통일적으로 이루어져야 할 것입니다. 외부의 현상(장상)을 보고 내부의 상태를 파악하는 한의학은 그것을 인식하는 인간의 인식 과정에서 오류를 범할 가능성이 있습니다. 왜냐하면 내부의 모든 변화가 하나도 남김없이 외부로 나타난다 할지라도 인간의 직접 감각을 통한 인식이나 기계나 도구(의료 기기)를 이용한 인식 과정에서 내부를 직접 관찰하는 것보다 세밀하게 인식한다는 것은 어렵기 때문입니다.

그렇다면 몸의 내부를 직접 관찰하는 것이 외부 현상을 통한 인식보다 더 정확할까요? 그건 아닙니다. 내부를 직접 관찰하는 방법은 국소적인 부분에서 세밀하게 판단할 수 있다는 장점이 있지만, 전체적인 몸의 흐름(전체적으로 외부 환경에 대해 인간 유기체가 능동적으로 반응하는 흐름)에 대해서는 정확한 관찰을 할 수 없습니다. 임상적으로, 한의학에서 쉽게 잡아낼 수 있는 병적 문제들을 양의학에서는 잡아낼 수 없는 경우를 보면 이 점을 알 수 있습니다.

사람 몸이 '가, 나, 다, 라'라고 하는 '내부의 장기'들로 이루어졌다고 했을 때 가, 나, 다, 라에 대해 정확한 분석과 관찰을 한다 해도 몸을 완전히 파악했다고 보기는 어렵습니다. 몸이 가, 나, 다, 라로 이루어졌다고 해도 실제 살아 있는 몸은 '가＋나＋다＋라＋♯'라는 현상으로 나타나며, 여기서 ♯이라는 부분은 전체적인 변화의 흐름 속에서 현상을 통해 파악해 내야 합니다. 그런 의미에서 한의학의 현상 의학적 의의와 한계가 있는 것입니다.

그림 4

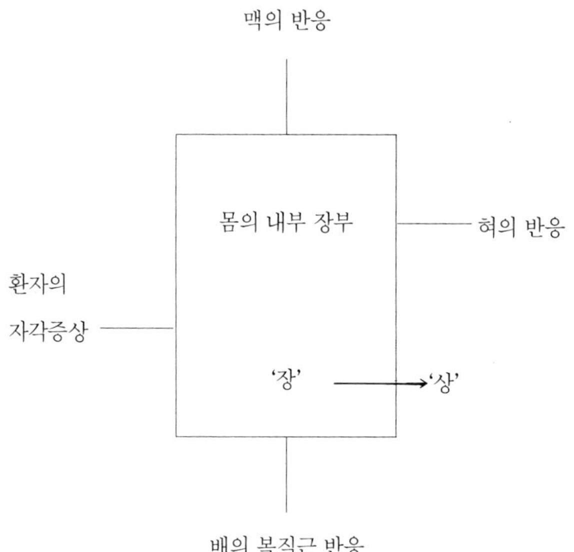

　아무튼 한의학에서 말하는 간이니 심이니 하는 개념들은 장부 자체보다도 오히려 그것이 외부에 표현하는 현상에 더 중점을 두는 것이라는 사실을 염두에 두고, 이제 오장육부의 장상에 대해 알아보기로 하겠습니다.

2장
오장육부 이야기 · 둘

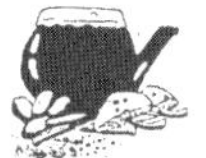

1. 간이 부은 강도

대낮에 어느 호화 주택가에 강도가 들었습니다. 그 강도는 검사와 경찰국장 집을 연달아 털고는 유유히 사라졌습니다. 이런 뉴스를 들으면 우리는 "우와, 그놈 간덩이가 부었구만!" 하면서 놀랄 것입니다. 반대로 어떤 사람을 짝사랑하면서도 그 사람 앞에 가기만 하면 할말을 잃고 혼자 애태우는 사람도 있습니다. 이런 사람은 사랑을 이루기 위해서는 간을 좀 '붓게' 할 필요가 있습니다. 간을 붓게 하는 데는 술이 좋습니다. 술을 마시면 대개 겁이 적어지기 마련이지요.

그 강도는 정말 간이 부었을까요? 또 술을 마시면 정말 간이 붓거나 커질까요?

한의학에서는 어떤 일을 계획하고 작전을 짜서 결단하는 것이 간(담과도 관련됨)과 관련 있다고 설명합니다. 사람이 흥분하거나 술을 마시거나 하면 일시적으로 판단력이 흐려지고 평소보다 과격해집니다. 이는 간과 담의 기가 실증(기능이 정상보다 항진된 병적인 상태) 상태에 빠진 것을 의미합니다. 말하자면 술이나 정신적 자극으로 간과 담이 붓거나 커진 것이 아니고, 그 기가 실증 상태가 된 것을 의미한다고 받아들여야 할 것입니다. 한의학에서 간을 설명하는 것은, 앞서 말한 다른 장부와 마찬가지로, 외부에 드러나는 현상을 중심으로 하는 것입니다.

한의학에서는 간에 대해 이렇게 설명하고 있습니다.

첫째, 간은 피를 저장하고, 순환하는 피의 양을 조절하는 기능을 합니다.

피는 음식의 정미로운(미세하고 순수한) 물질에서 생겨 간에 저장되며, 간은 필요에 따라 경맥(經脈)을 통해 피를 온몸에 공급하고 장부들이 자기 기능을 유지할 수 있게 합니다. 눈은 피를 잘 공급받아야 잘 볼 수 있고, 손발은 피를 잘 공급받아야 걷거나 물건을 잡는 기능을 잘 할 수 있습니다.

간의 이러한 기능에 장애가 오면 코피를 쏟거나 피를 토하는 증세를 일으키게 됩니다.

둘째, 방어 해독 기능을 합니다.

간을 '장군의 기관'이라고도 하는데, 한 나라의 장군과 같이 외부로부터 들어오는 병을 막고 저항하는 것, 그리고 외부로부터 들어온 여러 독소 물질들을 해독하는 기능을 한다는 것입니다.

셋째, 정신 사유 활동과 일정한 관계가 있습니다.

'간에서 지략이 나온다'고 말하는데 이 말은 간이 정신 사유 활동과 관련이 있다는 뜻입니다.

넷째, 힘줄과 뼈마디의 운동 기능을 주관합니다.

우리 몸의 힘줄과 뼈마디는 간의 영양을 공급받아야 제대로 기능할 수 있습니다.

간의 음기가 부족하여 힘줄에 영양을 원활하게 공급하지 못하면 동작이 둔해지고 심하면 근위증(筋痿證)이 생겨 팔다리를 쓰지 못하는 것, 간풍(肝風)이 생기면 힘줄이 오그라드는 것 등이 간의 이런 기능과 연관되는 것입니다.

다섯째, 눈과 밀접한 관계가 있습니다.

'간의 기는 눈과 통한다'고 했습니다. 간경맥은 눈과 연결되어 있으며, 간의 기가 든든하면 시력이 좋고 간의 기가 부족하면 시력이 나쁘면서 눈에 깔깔한 증세가 생기게 됩니다. 또한 간에서 열이 올라오면 눈이 아주 피로해지고 충혈되고 부으면서 눈곱이 자꾸 끼는 증세가 나타납니다.

여섯째, 승발 소설(昇發疏泄) 기능을 합니다. 간기의 승발 소설 기능이 제대로 되면 온몸의 기혈 순환 기능이 제대로 돌아가고, 비·위의 소화 기능과 영양 물질을 온몸에 공급하는 작용도 정상적으로 진행됩니다. 하지만 승발 소설 기능의 장애로 간기의 흐름이 막히게 되면 성을 잘 내고 음식 생각이 없는 등 여러 가지 병적인 증세를 일으킵니다.

여기서 '승발'이란 상승하고 발산한다는 뜻으로, 간의 기능도 이렇게 되어야 한다고 봅니다. 이는 간이 오행의 목에 속하고 계절로는 봄에 해당하는 것과 같이 봄에 초목이 상승하는 것처럼 간의 기도 그런 성격을 가졌다고 보는 것입니다. 승발 기능이 지나치게 되면 간의 양기가 심하게 상승해 머리가 아프고 어지럽고 성을 잘 내는 증세가 생기고, 이 기능이 제대로 안 되면 가슴이 답답하고 옆구리가 결리는 증세가 나타납니다.

그리고 '소설'이란 소통하고 배설한다는 뜻입니다. 말하자면 내부의 기와 외부의 기가 소통이 잘 되고 필요 없는 것은 배설한다는 개념입니다. 그 구체적 의미는 다음과 같습니다.

1) 정서 활동과 관련된 것입니다. 소설 기능이 제대로 잘 된다는 것은 정서가 원활하게 유지된다는 뜻이고, 소설 기능이 제대로 안 되면 화를 잘 내고 우울해 하고 답답해 하는 반응을 나타냅니다.

2) 소화 기능과 관련된 것입니다. 소화는 일차적으로 비에서 담당하는데 그 작용은 간의 도움을 받아서 이루어진다고 봅니다.

3) 여성의 월경과 관련된 것입니다. 소설 작용이 잘 안 되면 여러 가지 월경 장애를 나타냅니다. 이것은 현대 여성들이 주로 정신적 스트레스로 말미암아 월경상의 문제를 일으키는 것을 보면 알 수 있습니다.

일곱째, 담(쓸개)과 표리 관계에 있으므로 생리적·병리적으로 밀접한 관계가 있습니다.

생리적으로 보면 간의 경맥과 담의 경맥이 서로 직접 연결되어 있고, 병리적으로 보면 담의 양기가 왕성해지면 간의 양기가 왕성해지고, 간의 화기가 왕성하여 이른바 간열증이 생기면 담의 화기가 생기는 것을 말합니다. 이렇게 되면 성질이 조급해지고 머리가 아프고 잠이 잘 안 오고 눈이 피로한 증세가 나타납니다.

여덟째, 손톱, 발톱과 밀접한 관련이 있습니다.

간의 기가 어떤 상태인지는 손톱, 발톱에 나타납니다. 예를 들어 간의 피가 부족하면(간혈 부족) 환자의 손·발톱은 얇아지고 손톱의 색깔에 핏기가 없어지며 때로는 손·발톱의 중간이 움푹 패는 증세가 나타나기도 합니다. 또 나이가 들어 간의 피가 왕성하지 않을 때는 손·발톱이 건조해지면서 약해집니다. 이는 간이 힘줄에 영양을 공급하는 기능을 하는데, 손·발톱도 힘줄의 연장선상에 있는 것이라는 인식에 따른 것입니다.

쓸개 빠진 사람

우리는 지금 국제화 시대에 살고 있습니다. 미국에 다녀온 사람의 말을 들으면, 미국의 슈퍼마켓에 진열된 상품이 놀랍게도 우리 나라 슈퍼마켓의 상품과 비슷하다고 합니다. 일본의 **NHK** 텔레비전 방송을 우리 안방에서 볼 수 있고, 외국에서 유행하는 패션, 가요, 영화가 우리 나라에서도 동시에 유행합니다. 이런 때일수록 '담(쓸개)'이 중요합니다. 국제화 시대는 더욱 성숙한 민족 주체성, 민족주의를 필요로 합니다. 우리는 역사를 통해 서구 문물이 한꺼번에 들어와서 우리의 정신을 어지럽히던 구한말, 그리고 결국은 일제의 식민지로 전락하던 시기에 수많은 '쓸개 빠진 사람'을 보았습니다.

'담'은 사람의 정신 작용에서 줏대를 세우고 판단을 올바르게 하는 것과 관련된다고 한의학에서는 설명합니다. 한의학의 담에 대한 설명은 다음과 같습니다.

첫째, 간과 표리 관계에 있어 생리적·병리적으로 밀접한 관련이 있습니다. 간에서도 설명했지만, 간기가 약해지면 담기도 약해지고, 간의 양기가 왕성해지면 담의 양기도 왕성해지는 것은 담과 간의 표리 관계 때문입니다.

둘째, 청정한 액(담즙)을 저장하고 배설하여 소화 작용에 기여합니다. 정상인 경우 담즙이 소화 작용을 돕지만, 병적인 상태가 되면 눈의 흰자위가 노래지고 온몸이 다 노랗게 변하는 황달 증세가 나타납니다.

셋째, 정신·의식 활동의 부분적 기능을 수행합니다.

담을 '중정(中正)의 기관이며 결단이 나오는 곳'이라고 합니다. 중은 가운데라는 뜻이고 정은 바르다는 뜻으로, 최후의 판단을 공정하고 올바르게 하게 하는 기관이라는 뜻입니다. 담이 제대로 기능하면 흔들림 없이 판단을 올바르게 할 수 있습니다. 또 담은 용감함이나 대담한 의식 활동과도 관련이 있습니다. 우리가 "저 사람은 참 대담해!" 할 때의 '담'자는 바로 쓸개라는 뜻입니다.

2. 마음의 병

『삼국지』에 나오는 명의 화타에 관한 이야기 하나를 소개합니다.

한 군수가 병을 심하게 앓아서 많은 돈을 주고 화타를 모셔 왔다. 군수를 진단해 본 화타는 그를 몹시 화나게 하면 병이 나을 것이라고 판단했다. 그래서 화타는 치료는 하지 않고 이유 없이 떠나가면서 군수를 욕하는 글을 남겼다. 과연 군수는 크게 노하여 부하에게 화타를 뒤쫓아가 죽이라고 명령했다. 그런데 군수의 아들이 아버지를 말렸다. 화가 머리끝까지 치솟은 군수는 눈을 부릅뜨고 크게 성을 내다가 검은 피를 여러 번 토했고, 그러자 병이 나았다.

화타는 환자에게 분노라는 감정을 생기게 하여 이것으로 신체의 생리적 변화를 일으킴으로써 병을 치료한 것입니다. 이것은 일종의 정신 요법인데, 한의학에서는 이 원리를 감정(정서)과 오장의 관계로 설명하고 있습니다.

분노가 심하면 간을 상한다. 우울함은 분노를 이긴다.
우울함이 심하면 폐를 상한다. 기쁨은 우울함을 이긴다.
기쁨이 심하면 심을 상한다. 공포는 기쁨을 이긴다.
공포가 심하면 신을 상한다. 골똘히 생각함은 공포를 이긴다.
골똘히 생각하는 게 많으면 비를 상한다. 분노는 골똘히 생각함을 이긴다.

아마도 그 군수는 생각을 너무 많이 하여 비에 병이 든 사람이었나 봅니다.

심은 '마음'이란 뜻인데, 우리는 마음을 어떻게 이해해야 할까요? 마음은 우리의 감정 상태를 비롯한 정신 기능 전반을 포괄하는 말입니다. 한의학의 심장은 이런 마음을 총괄하는 것입니다. 근대 과학은, 사람의 정신 작용은 머리 속의 뇌에서 일어난다고 설명하고 있습니다. 그러나 한의학에서는 사람에게 일어나는 여러 가지 정신 작용이나 감정 작용을 위와 같이 모두 성질별로 분리해서 오장육부에 대응시키고 있습니다.

사람의 정신 작용에 대해서는 좀더 많은 연구가 필요하겠지만, 한의학의 정신과 계통 질환에 대한 치료는 한의학의 정신 작용에 대한 인식이 타당함을 임상적으로 검증하고 있습니다. 어떤 생각, 혹은 어떤 감정 상태에 빠지면 그것은 바로 심장 상태에 영향을 미치게 되고, 반대로 심장의 상태는 사람의 정신 작용에 영향을 미칩니다.

예를 들어 심장에 열이 많은 사람은 이유 없이 히죽히죽 웃게 되는데, 그런 경우 심장 열을 치료하면 증세가 호전됩니다. '심이 정신 작용을 주관한다'는 이론은 한의학 특유의 논리로서, 정신 작용과 심장의 관계를 말하는 '관계론'적 관점입니다. 물론 다른 장부와 관련된 정신 · 사고 기능도 마찬가지입니다.

심은 사람의 의식 작용 또는 정신 작용에서 가장 중요한 위치를 차지하는 장(臟)이며, 사람의 모든 정신 작용을 총체적으로 담당하는 곳입니다. 이렇게 본다면 사람의 마음이란 의식 작용, 감정, 정신 작용, 기질 등을 총체적으로 표현하는 개념이라고 이해할 수 있을 것입니다.

한의학에서는 심장에 대해 이렇게 설명하고 있습니다.

첫째, 심은 오장 가운데 제일 중요한 장기로서 혈맥(血脈)과 신명(神明)을 주관합니다.

혈맥(피가 흐르는 맥, 혈관계)을 주관한다는 말은, 심이 그 동력학적 기능으로서 혈액 순환을 한다는 뜻입니다. 심장의 기가 병적으로 되거나 다른 장부의 병적인 상태가 심에 영향을 줄 때 심의 혈맥을 주관하는 기능에 장애가 오게 됩니다. 그래서 심의 혈(심의 음적인 기능)이 허하게 되면 얼굴이 창백하고 윤기가 없으며 맥이 가늘어지는 증세가 나타나고, 심의 기(심의 양적인 기능)가 허해지면 얼굴이 누렇고 맥이 무력한 증세가 나타납니다.

'심이 신명을 주관한다'고 할 때의 '신명'이란 정신 활동, 의식 활동을 가리키는 표현으로 보면 됩니다. 한의학 고전에서는 심의 이 기능을 이렇게 표현하고 있습니다.

"심은 군주와 같은 기관으로서 모든 장부를 총괄하는 기능을 한다."

그래서 임상에서, 건망증이나 불면증, 정신 장애 등은 심과 관련이 있다고 판단하고 치료하게 됩니다.

둘째, 땀, 혀와 밀접한 관련이 있습니다.

심이 피를 주관하는데 땀은 피에서 나오는 것이므로 심이 땀과 관련이 있다는 것입니다. 일반적으로 피가 부족(혈허증)하면 땀이 적게 나오고, 땀을 지나치게 흘리면 피가 허해진다고 합니다. 또한 심의 음기가 허하게 되면 식은땀이 나고, 심의 양기가 허하게 되면 땀이 저절로 난다고 합니다.

또 심은 혀의 기능과 관련이 있어서 심의 기능이 정상이어야 다섯 가지 맛을 다 알 수 있고, 말할 때 발음하는 것도 심의 기능과 관련됩니다.

셋째, 소장과 표리 관계에 있어 생리적·병리적으로 밀접한 관련이 있습니다.

소장에 열이 있으면 심에 영향을 주어 가슴이 답답하고 번열감(煩熱感)이 생기며 혀가 붉어지고, 심하면 혀에 염증이 생기는 증상이 나타납니다. 반대로 심에 열이 많으면 소장에 영향을 주어 소변이 벌게지고 양이 적어지며, 소변볼 때 요도가 달아오르는 느낌이 드는 증세를 보입니다. 또한 심과 소장은 경맥상으로 긴밀하게 연결되어 있습니다.

넷째, 심은 말하는 것과 관련이 있습니다.

앞에서 심이 혀와 관련 있다고 했으니 이는 당연한 것이겠지요. 심이나 심포에 열이 있게 되면 헛소리나 미친 소리를 하고, 말을 더듬거나 심하면 전혀 하지 못하는 증세를 보입니다.

소장의 기능

소장의 기능은 다음과 같이 정리할 수 있습니다.

첫째, 심과 표리 관계에 있어 생리적·병리적으로 밀접한 관련이 있습니다.

둘째, 위에서 일차적으로 소화된 음식물을 받아서 좀더 소화를 시킨 다음 영양 물질과 찌꺼기를 갈라 영양 물질은 흡수하고 찌꺼기는 대장으로 내려보내는 역할을 합니다.

소장을 '수성(受盛)의 기관'이라고 하는데 '수성'이란 '이어받는다, 받아서 담는다'는 뜻입니다. 그러므로 소장은 위에서 일차적으로 소화

시킨 것을 받아서 좀더 소화시키는 기관입니다.

또 소장은 '청탁을 분리하는 작용을 한다'고 합니다. 청(淸)이란 '맑은 기를 가진 것'이라는 뜻이고, 탁(濁)이란 '흐린 기를 가진 것'이라는 뜻이므로 이 말은 음식물을 소화시켜 영양분과 찌꺼기로 구분한다는 의미입니다. 소장의 수분 대사도 마찬가지입니다. 수분도 청탁으로 갈라 맑은 것은 흡수하고 탁한 것은 신, 방광으로 보내게 됩니다.

3. 비위 약한 의학도

의학 계열 학과에는 해부학 실습 시간이 있는데, 제가 해부학 실습실에 처음 들어갔을 때 그야말로 지독한 냄새가 났던 기억이 납니다. 방부제 냄새에다 실습용 시체에서 나는 악취가 뒤섞인 냄새였는데, 어떤 친구는 구역질이 너무 심하게 나와서 제대로 실습을 하지도 못했지요. 아마 시체를 칼로 도려내고 가르고 한다는 사실이 정신적으로 거부감을 일으켰을 테고, 거기에다 냄새마저 지독해서였을 것입니다.

우리는 이렇게 못 볼 것을 보거나 지독한 냄새를 맡으면 구역질을 일으키게 되는데, 이런 증세가 남보다 심한 사람을 보고 '비위가 약하다'고 말합니다. 그리고 처음 만난 사람에게도 붙임성이 좋은 사교적인 사람이나 남에게 어려운 부탁을 잘 하는 사람에게는 '비위가 참 좋은 사람'이라고 말합니다. 여기서 비위란 오장 중의 비와 위를 말하며, 둘은 표리 관계에 있기 때문에 합쳐서 말하기도 합니다.

한의학에서 말하는 비는 바로 이런 장(臟)입니다. 비는 오행 가운데 토(흙)에 속하면서 후덕함과 포용성을 가지고 있습니다. 비는 음식을 받아들이고 그것이 사지에 갈 수 있도록 잘게 부수고 분해하는 기능을 하는데, 구역질이란 비나 위의 이런 기능에 고장이 생겨서 거부감을 일으키는 상태입니다. 말하자면 포용성이 약해져서 받아들일 수 없다는 신호인 것입니다.

비장을 양의학에서는 스플린(spleen)이라고 합니다. 그러나 한의학의 비가 스플린과 관계가 있는 것인지 아닌지에 대해서는 논란이 있습니다. 물론 앞에서 살펴보았듯이 한의학에서 말하는 오장육부가 모두 양의학의 장기 개념과 일치하지는 않습니다. 하지만 정확하게 일치하지 않는다 해도 여러 면에서 유사한 부분이 있는데, 한의학의 비는 양의학의 스플린과 일치하는 점이 별로 보이지 않는다는 데 논란의 소지가 있는 것입니다. 오히려 비는 서양 의학의 판크레아스(pancreas : 췌장)와 관련되는 기능이 있습니다.

하여튼 한의학에서 말하는 비(비장)는 소화 기관의 일부로서 위와 관련되는 장부 개념이며, 소화기의 작용 가운데 음적인 기능을 하는 것을 말한다고 보면 됩니다.

비의 기능

첫째, 음식물을 소화시켜서 정상적인 생명 활동에 필요한 영양 물질을 온몸에 공급합니다.

한의학에서는 비를 '후천의 기를 공급하는 근본(後天之本)'이라고 합니다. 이 말은 사람이 태어나서 생명 활동을 유지하기 위한 영양 물질의 공급은 기본적으로 비를 통해 이루어진다는 뜻입니다. 이러한 기능을 '운화(運化) 기능'이라고 부릅니다.

비의 운화 기능은 두 가지 뜻이 있는데, 하나는 영양 물질을 흡수하여 온몸의 장기와 조직들에 공급하는 기능을 한다는 것이고, 다른 하나는 폐, 신, 삼초, 방광과 함께 몸 안의 체액을 돌아가게 하고 배설 작용을 하게 하여 수분 대사의 평형을 유지하는 기능을 뜻합니다. 이 두 번째 운화 기능은 바로 이어서 말할 수분 대사 기능을 가리킵니다.

둘째, 수분의 흡수와 배설 기능을 주관합니다.

임상적으로, 저녁에 밥을 많이 먹고 잤을 때 눈이 푸석푸석 붓는다거나, 급체했을 때 붓는 증세가 오는 것은 비의 이러한 기능에 장애가 온 것입니다.

셋째, 비는 온몸의 피가 정상적으로 혈맥 속을 따라 순환하도록 조절하고 통솔합니다.

임상적으로, 이러한 기능에 장애가 오면 코피, 붕루(자궁 출혈), 빈혈, 피하 출혈 등 출혈성 증세와 함께 비의 기가 허해지는 증세가 동반되는 것을 볼 수 있습니다.

넷째, 입 및 입술과 관련이 있고, 팔다리 근육의 영양과 활동에도 관계가 있습니다.

비가 입과 관련 있다는 것은 주로 입맛과 관계됨을 뜻합니다. 비의 기가 허해지면 아무런 입맛을 모르거나 식욕이 떨어지는 증세를 일으키고, 비에 습열(濕熱)이 있으면 단맛을 느낀다고 합니다. 입술과 관련 있다는 것은 입술의 색깔이나 건조감 등이 비의 상태를 반영한다는 것입니다.

비는 또 기육(肌肉 : 살)을 주관합니다. 살은 비의 소화 기능으로 말미암아 공급되는 영양 물질을 받아서 튼튼해집니다. 만약 비, 위의 장애로 영양 물질을 잘 공급받지 못하면 살이 빠지게 됩니다. 그러므로 몸이 야위고 맥이 없고 권태감, 무력감이 생기며 밥맛이 없는 증세가 나타날 때는 비기나 위기가 허한 것으로 보고 치료하게 됩니다. 팔다리도 마찬가지로 영양 공급을 제대로 받지 못하면 활동에 장애가 있으니, 비와 관련된다고 하는 것입니다.

다섯째, 위와 표리 관계에 있어 생리적·병리적으로 밀접한 관련이 있습니다.

비와 위는 다 같이 음식물을 소화시키고 정미로운 물질을 흡수하여 온몸에 공급하는 기능을 합니다. 즉, 비는 운화 기능을 하고 위는 소화 작용을 하며, 비는 승청(升淸) 기능을 하고 위는 강탁(降濁) 작용을 하는데 이는 상호 관련 속에서 일어납니다.

승청 기능이란 음식물을 받아들이고 소화시켜 '정미로운 물질(기가 맑은 것)'을 위로 올린다는 뜻인데, 여기서 위는 바로 폐나 심을 말합니다. 이렇게 되면 폐나 심이 다시 온몸에 그것을 공급하게 됩니다. 강탁 작용이란 소화시킨 음식물 가운데 '기가 탁한 것'을 장으로 내려보낸다는 의미입니다.

위의 기능

첫째, 음식물을 받아들이고 소화시켜 장으로 내려보내는 일을 합니다.

위는 '오장육부의 바다' 또는 '수곡 혈기(水穀血氣 : 음식과 에너지)의 바다', '오곡의 장소', '큰 창고' 등으로 불립니다. 이런 표현은 모두 위가 음식을 처음 받아들인다, 곡식을 쌓아 놓은 창고처럼 음식이 모두 위로 들어온다는 뜻입니다.

위는 음식물을 일차적으로 잘게 부수고 분해하는 장소입니다.

둘째, 비와 표리 관계에 있어 생리적·병리적으로 밀접한 관련이 있습니다.

위는 음식물을 받아들여 소화시키고, 비는 이를 전신에 공급하는 데 기여하는 역할을 합니다.

4. 낭만주의 시인은 폐가 약하다?

가을이 되면 굳이 낭만주의 시인이 아니어도 왠지 사색에 빠지거나 우수에 잠기고 싶어집니다. 괜스레 낙엽 쌓인 공원 벤치에 걸터앉아 시집을 읽는 자기 모습을 상상해 보기도 하지요. 이런 가을의 느낌은 오행론에서 설명한 대로 '금(쇠)'의 이미지입니다. 여기서 혹시 '감정도 없는 쇳덩어리의 이미지가 어떻게 가을의 낭만적인 느낌과 연결된다는 거야?' 하고 고개를 갸우뚱하는 독자가 있다면 오행론을 다시 한 번 읽어 보기 바랍니다.

계절의 변화라는 외부 환경의 변화는 사람의 몸에 바로 영향을 주게 되고, 그 반응이 가을이 되면 왠지 쓸쓸해지는 감정으로 표현됩니다. 사람의 감정은 이처럼 계절의 변화와 밀접한 관련을 맺고 변화하는 것입니다.

'가을 - 금 - 우울하고 슬픈 감정'의 이미지는 오장 가운데 폐에 해당됩니다. 그래서 폐가 약해지거나 결핵 같은 병이 오면, 자꾸 한숨을 쉬고 아무 이유 없이 우울해 하는 경향을 나타냅니다. 아마 슬픈 시를 잘 쓰는 사람은 폐가 다른 사람보다 약한 체질인지도 모르겠습니다.

폐에 대한 한의학의 설명은 다음과 같습니다.

첫째, 기와 호흡을 주관합니다.

사람이 생명 활동을 유지하는 데 필요한 에너지를 '진기(眞氣)'라고 하는데, 이 진기를 각 기관에 보내는 일을 하는 것이 폐입니다. 진기는 호흡을 통해 들어온 외부의 청기(淸氣 : 맑은 공기)와 입을 통해 들어온 음식이 비에서 소화되어 그중 맑고 가벼운 물질인 청기가 폐로 올라와 결합해 이루어지는 것입니다. 그런 의미에서 폐는 우리 몸의 모든 기를 주관한다고 하는 것입니다.

둘째, 피 순환과 체액 대사를 조절하는 기능이 있습니다.

우리 몸이 움직이는 데 필요한 요소는 크게 두 가지로 나뉘는데, 바로 기와 혈(피)입니다. 피는 음이고, 기는 양입니다. 혈은 기가 없으면 움직일 수 없고 기는 혈이 없으면 생겨날 수 없는 것으로, 서로가 서로에게 뿌리를 두고 있는 존재입니다.

폐는 기를 주관하므로 심이 혈을 운행시키는 데 폐의 도움이 꼭 필요합니다. 또한 폐는 수분이나 체액 대사에 관여하는데, 이를 폐의 '숙강(肅降) 작용'이라고 합니다. '숙강'이란 (기를) 맑게 하여 내려보낸다는 뜻으로, 폐가 오장 가운데 가장 높은 위치에 있으면서 외부로부터 들어온 기와 비에서 올라온 청기를 결합시켜 진기를 만들어 아래에 있는 장으로 내려보낸다는 의미입니다. 이런 의미에서 폐는 혈과 체액(영양 물질 등)이 운행하는 데 조절자의 기능을 한다는 것입니다. 폐의 숙강 작용이 장애를 받으면, 숨이 차고 기침이 나오며 소변이 잘 나가지 않는 증세가 생깁니다.

심이 '군주의 기관'이라면, 폐는 '상부(相傅)의 기관'이라고 불립니다.

'상부'란 '보조한다'는 뜻으로, 군주인 심을 보조하는 기관이라는 말입니다.

셋째, 피모(皮毛 : 피부와 털), 코와 밀접한 연관이 있습니다.

피부와 코는 모두 몸의 내부와 외부 환경이 기를 주고받는 통로이기 때문에 기를 주관하는 폐와 관련이 있는 것은 당연합니다. 피모라고 할 때 피는 피부이고 모는 털인데, 이 털은 솜털을 의미하기 때문에 결국은 피부를 뜻합니다.

코는 기가 직접 폐로 들어오고 나가는 기관이지만, 피부는 땀구멍을 통해 기가 들어오고 나갑니다. 폐가 약한 사람은 피부가 약해지는데 그렇게 되면 피부에 핏기가 없고 꺼칠해지기도 합니다. 이렇게 피부가 약해진다는 것은 피부의 저항력이 약해져 쉽게 감기 같은 외감성(外感性) 질병에 걸린다는 뜻인데, 여름에 해수욕을 하거나 냉수 마찰을 해 피부를 강화하면 겨울에 감기에 대한 저항력이 생기는 것도 폐가 피부와 관련되어 있기 때문입니다.

넷째, 대장과 표리 관계에 있어 생리적·병리적으로 밀접한 관련이 있습니다.

폐는 기를 아래로 내려보내는 숙강 기능을 하고, 대장은 대변을 아래로 보내는 기능을 하는데, 두 기능은 서로 밀접한 관계를 가지고 운

영됩니다. 임상적으로 예를 들면, 폐의 병으로 열이 심해 대변이 굳어
졌을 때 대변을 누게 하면 열이 내립니다.

대장의 기능

첫째, 폐와 표리 관계에 있어 생리적 · 병리적으로 밀접한 관련이 있
습니다.

둘째, 소장에서 소화 흡수되고 내려온 음식물의 찌꺼기에서 수분과
일부 물질들을 흡수하고, 대변을 만들어 밖으로 내보내는 작용을 합니
다. 대장을 '전도(傳導)의 기관'이라고 하는데 전도란 '전달하고 인도
한다'는 뜻으로, 음식물 찌꺼기와 대변을 밖으로 나가도록 하는 통로라
는 뜻입니다.

5. 쉴 새 없이 뛰는 아이들

2년 전, 제가 살던 방이 반지하에 있었습니다. 그때 바로 위층 집 아
이들 때문에 우리 집 천장은 조용할 날이 없었습니다. 국민 학교 3학년
과 4학년 형제였는데, 낮에는 물론이고 한밤중에도 쿵쿵 뛰어 대서 여
간 성가신 게 아니었습니다. 지금은 사정이 바뀌어서 이층에 살고 있
는데, 그렇다고 골치 아프지 않은 것은 아닙니다. 반대로 우리가 일층
에 사는 사람들에게 피해를 주는 쪽이 되었으니까요. 지금 사는 이층
으로 이사온 후 일층에 사는 아저씨가 올라와서 제발 잠 좀 자자고 점
잖게 말한 적이 있었습니다. 그 일층 아저씨도 참을 만큼 참다가 올라
왔을 테니 우리 두 아이들이 얼마나 뛰었는지 짐작할만 합니다. 그런
데 문제는 그렇게 한두 번 혼을 낸다고 해서 아이들이 뛰는 것을 그만
두지 못 한다는 데 있습니다.

어떤 집에 가 보든지 아이들은 뜁니다. 한두 발짝 거리인데도 아이들은 뛰어서 갑니다. 이는 기가 다리에 굉장히 강하게 쏠려 있음을 의미합니다. 다리의 기를 담당하는 것은 오장 가운데 신인데, 신의 기가 강한 사람은 오래 걸어도 피로하지 않지만 반대로 신의 기가 약한 사람은 조금만 걸어도 자꾸 앉아서 쉬고 싶어합니다. 아이들은 선천적으로 가지고 태어난 신의 정기(精氣)가 소모되지 않고 충만하기 때문에 뛰지 않고는 다리가 근질거려 못 배기는 것입니다.

그럼 신에 대한 한의학의 설명을 보기로 합시다.

첫째, 신은 정(精)을 간직하고 있습니다.

사람이 생명을 유지하는 데 가장 기본이 되는 물질을 정이라고 합니다. 남자의 정액도 바로 정의 일종이라고 보면 됩니다. 정이 만들어지는 경로는 두 가지인데, 본래 가지고 태어나는 '선천(先天)의 정'과 후천적으로 만들어지는 '후천(後天)의 정'이 있습니다. 후천적으로 만들어지는 정은 음식 섭취를 통해 생성되는 것입니다.

정은 생명 에너지의 근원인데, 이것을 신에서 저장하고 있기 때문에 신은 생명 활동의 근원적인 에너지원을 공급하는 기관이 됩니다. 그리고 신을 '작강(作強)의 기관'이라고도 합니다. '작강'이란 강하게 한다는 뜻으로, 신의 정이 튼튼해야 몸이 튼튼해지고 뼈나 골수가 튼튼해진다는 의미입니다.

둘째, 명문과 신수를 주관합니다.

명문(命門)이란 '생명의 문'이란 뜻이고, 신수(腎水)는 '신의 물'이란 뜻입니다. 신을 양적 작용을 하는 부분과 음적 작용을 하는 부분으로 구분했을 때 양적 작용을 하는 부분을 명문이라 하는데 그 작용을 '명문의 화(불)'라 하고, 음적 작용을 하는 부분이나 그 작용을 신수라고 한 것입니다. 일반적으로 왼쪽 신을 신수라고 하고, 오른쪽 신을 명문이라고 합니다.

셋째, 골(뼈), 수(髓), 뇌와 밀접한 관련이 있습니다.

신이 간직하고 있는 정은 골수를 생겨나게 하고, 골수가 튼튼하면 뼈가 튼튼해집니다. 수는 골수, 뇌수, 척수 등을 이루는 근본 물질을 말하는데 이것은 정에서 생겨납니다.

뇌는 '수가 바다처럼 많이 모인 곳'이라는 말이 있는데, 이는 뇌의 작용과 수가 깊은 관련을 맺고 있음을 말한 것입니다. 수가 튼튼하면 뇌에도 수가 가득 차게 되고 그렇게 되면 몸이 가볍고 든든해집니다. 반대로 뇌에 수가 부족하면 머리가 어지럽고, 귀에서 소리가 나고, 다리가 시큰거리고 힘이 없으며, 눈이 잘 보이지 않고 피로해져 자꾸 눕고만 싶어집니다.

넷째, 수분 대사를 주관하는 주요 장기로서 폐,비와 함께 몸 안의 체액 대사를 조절합니다.

우리 몸의 수분(진액 津液 : 피를 제외한 체액) 대사 과정은 다음과 같습니다.

1) 위에서 처음 음식을 받아 분해하고 잘게 부숩니다.

2) 그러면 소장이 탁한 것과 맑은 것으로 구분하여, 탁한 것은 소장에서 대장으로 내려보내고 맑은 것은 흡수하여 비가 폐로 올려보냅니다.

3) 폐에서는 깨끗한 체액을 온몸으로 순환시키고, 이 중 못 쓰게 된 것은 신으로 내려보냅니다. 그러면 신은 다시 상대적으로 탁한 것과 맑은 것을 구분하여, 맑은 것은 폐로 돌려보내고 탁한 것은 방광으로 보내져 소변으로 배설됩니다.

다섯째, 귀, 생식기, 요도, 머리카락, 허리와 관계가 있습니다.

노인이 되면 대개 청력이 떨어지고, 머리카락이 빠지고, 소변의 횟수가 증가하면서 시원하게 잘 나오지 않게 됩니다. 이는 모두 신의 기가 허해지면서 나타나는 현상입니다. 나이가 들면 죽음이 가까워지므로 정이 적어지고 그러면서 신이 약해지게 됩니다.

신은 생식기와도 관련이 많습니다. 우리는 흔히 '정력'이라는 말을 쓰는데, 신과 정의 관련성을 볼 때 이 말은 아주 적절한 표현입니다. 왜냐하면 신은 정을 간직하며, 정이 얼마나 든든한가에 따라 생식 능력, 즉 정력의 강약이 좌우되기 때문입니다. 정력은 신의 정으로 결정되는 문제이기 때문에 정력이 약해지면 허리가 시큰거리고 다리 힘이 빠지고 소변이 자주 나오는 증세들이 동반됩니다. 이는 단지 남자만이 아니라 여자에게도 똑같이 해당되는 것입니다.

여섯째, 방광과 표리 관계에 있어 생리적·병리적으로 밀접한 관련이 있습니다.

방광은 신기의 도움을 받아야 소변을 만들고 저장했다가 내보내는 작용을 제대로 할 수 있는데, 신기가 부족하면 내보내는 기능을 제대로 할 수 없어 소변을 오래 참지 못한다든가 소변을 자주 본다든가 하는 증세를 나타냅니다.

방광의 기능

첫째, 신과 표리 관계에 있어 생리적·병리적으로 밀접한 관련이 있습니다.

둘째, 소변을 저장했다가 배설하는 기능을 합니다.

방광을 '진액의 장소' 또는 '주도(州都)의 기관'이라고 합니다. 진액은 우리 몸의 피를 제외한 체액을 말하고, 주도란 물 가운데 있는 모래톱처럼 생긴 장소를 뜻하는데, 방광은 소변이 모이는 곳이라는 의미입니다.

방광의 이상은 소변의 색깔이나 횟수 등으로 알 수 있습니다.

6. 심술쟁이, 욕심쟁이

심포 이야기

"그 놈 심보 한번 고약하구만!", "그 친구는 벌써 심보가 틀렸어!"

우리는 이런 말을 언제 누구한테 씁니까? 남들 안 하는 심술궂은 일을 저지른다든가 어딘지 모르게 놀부 같은 짓을 할 때 이런 말로 그 사람을 비방합니다. 놀부가 가진 심술보란 아마 심포의 기능에 문제가 생긴 결과가 아닌가 싶습니다.

심포는 이렇게 사람이 가진 기질이나 의식 작용과 관련이 많습니다. 우리가 일상 생활에서 쓰는 심보란 말도 한의학의 심포와 관련이 있는 것 같습니다. 심포의 심은 심장의 심과 같이 '마음'이란 뜻이고, 포는 '겉을 둘러싼 막'을 뜻합니다. 결국 심포란 '심의 겉을 둘러싼 막'이 됩니다. 그래서 심포의 기능은 심과 관련이 깊고, 작용도 비슷합니다. 말하자면 사람의 의식 작용, 정신 작용과 관련된 기능 같은 것이지요. 또 심포는 심의 겉을 둘러싸고 있으면서 심을 보호하고 그 기능을 돕는 작용을 합니다. 심에 어떤 병이 들려고 하면 먼저 심포가 방어하고 자신이 병들기도 합니다.

임상적으로도, 심포에 병이 들면 의식이 혼미해지고 헛소리를 하고 잠을 잘 자지 못하는 증세를 나타내는데, 이런 경우 심포에 연결된 경락(심포경)을 치료하게 됩니다.

심포도 하나의 장이지만, 오장육부라고 할 때는 제외됩니다.

삼초 이야기

지구상에서 아직도 원시적인 상태로 살고 있는 종족들의 생활이 소개된 글들을 보노라면, 우리는 참 많은 것을 가지고 살고 있구나 하는 생각이 듭니다. 사실 옷 한두 벌과 잠잘 수 있는 거처, 그리고 하루 세 끼 밥만 있으면 사람은 생명을 유지할 수 있습니다. 물론 사람은 동물과 달리 문화적 욕구가 있기 때문에 그저 목숨만 부지하면서 살 수는 없을 것입니다. 그러나 아무래도 우리는 필요 없는 물건들을 집안에 너무 많이 쌓아 놓고 산다는 생각은 떨쳐 버릴 수 없습니다. 들어온 만큼 나가는 게 올바른 일일 텐데, 들어오게 하는 데는 많은 노력을 기울이면서 나가게 하는 데는 별 신경을 쓰지 않는 것이 바로 욕심입니다. 집안에 자꾸만 무엇을 쌓아 놓으려고 하고, 자기 앞으로 자꾸만 부동산을 등기해 놓으려고 하는 것이 다 욕심입니다.

욕심은 음적 작용입니다. 무엇을 자꾸 흡수하고 받아들이려고 하는 것이 음의 속성이니까요. 음과 양은 서로 평형을 유지해야 하는 것인데, 욕심은 음으로 기울어져 있으므로 병적인 상태라고 할 수 있습니다.

우리 몸도 마찬가지로 들어오는 것과 나가는 것이 평형을 이루어야 건강합니다. 들어오는 것보다 나가는 것이 많으면, 사람이 자꾸 마르고 성급해집니다. 반대로 나가는 것보다 들어오는 것이 많으면, 자꾸 살이 찌고 변비가 생기고 탐욕이 생깁니다.

우리 몸의 들어오고 나가는 과정을 좀더 정확하게 셋으로 나누면 이렇습니다.

'먹는 것 → 먹은 것이 온몸으로 퍼지게 하는 것 → 배설하는 것'

'삼초'란 바로 몸 속에서 일어나는 이 총체적인 에너지의 흐름을 설명하는 개념입니다.

삼초란 말 그대로 세 개의 초란 뜻인데 상초, 중초, 하초를 말합니다. '초(焦)'라는 글자는 '태운다'는 뜻인데, 태운다는 것은 '열 → 에너지의 생산 → 기능의 유지 → 생명 현상'으로 그 의미를 확장해 볼 수 있습니다. 음양 개념으로 말하자면 양으로 분류할 수 있을 것입니다.

즉, 삼초는 생명 유지의 3단계(먹는 것 → 먹은 것이 온몸으로 퍼지게 하는 것→배설하는 것)의 각 단계마다 일어나는 생리 현상을 설명하는 개념인 것입니다. 결국 지금까지 설명한 각 장부의 기능을 크게 3단계로 분류한 것이 삼초라는 것이지요.

생명 유지의 3단계와 삼초는 각각 이렇게 대응됩니다.

먹는 것 —— 중초

먹은 것이 온몸으로 퍼지게 하는 것 —— 상초

배설하는 것 —— 하초

상초는 폐와 심, 심포를 포괄하고, 중초는 비, 위를 포괄합니다. 그리고 하초는 간, 방광, 소장, 대장을 포괄합니다. 그렇다고 해서 삼초가 각 장부를 부위별로 모아 놓은 것은 아닙니다.

삼초는 각 장부가 제 기능을 할 수 있도록 서로 기능적으로 연결해 주는 연결 통로나 기능 체계를 말하는 것입니다.

삼초에 대해 한의학 고전에서는 "이름은 있으나 형체가 없고, 형체는 없으나 쓰임새는 있다"고 했는데, 후대로 내려오면서 삼초가 과연 무엇인가에 대한 논쟁이 많았습니다. 하여튼 우리는 삼초가 우리 몸에서 이루어지는 생명 활동 3단계에 대한 기능적 구분이라는 정도로만 이해하면 될 것입니다.

삼초는 임상적으로 정신적인 병과 관련되는데, 이는 심포와 삼초가 표리 관계에 있으면서 심, 소장과 정신적인 부분에서 관련되기 때문입니다. 그리고 앞에서 심은 군주와 같은 기관으로서 각 장부를 총괄하는 기능을 한다고 했는데, 이는 특히 정신적인 차원에서 더욱 그렇다는 뜻입니다. 그런데 심포는 그러한 심을 보좌하는 기능을 맡고 있기 때문에 당연히 심의 기능과 유사하게 되는 것이고, 삼초는 심포와 표리 관계에 있기 때문에 마찬가지로 정신적인 병과 관련되게 됩니다. 물론 심과 표리 관계에 있는 소장도 마찬가지입니다.

7. 세계 최초의 로봇

도가(道家) 계통의 저술인 중국 고전 『열자(列者)』라는 책에 이런 이야기가 실려 있습니다.

주나라 제5대 천자 목왕이 서쪽 제후국들을 둘러보는 길에 어느 나라에서 언사(偃師)라는 이름을 가진 기술자를 얻었다. 그는 천자를 위해 특별히 솜씨를 발휘하여 꼭두각시 인형을 만들었다. 비록 인형이었지만 걸음걸이도 능숙하고 몸놀림도 능란하여 살아 있는 사람과 다름없었다. 턱을 움직여 노래부르고 손을 흔들어 춤추는 모양을 보고, 천자는 진짜 인간이 아닌가 의심했다. 그런데 연기를 한 차례 끝낸 이 인형이 천자를 모시고 있는 총희에게 추파를 보내는 것이었다.

천자는 크게 노하여 당장 언사를 죽이려 했다. 언사가 벌벌 떨면서 인형을 풀어헤쳐 천자에게 보이는데 가죽, 나무, 아교, 옻, 백흑(白黑), 단청(丹靑)을 합쳐서 만든 것이었다.

천자가 하나하나 살펴보니, 안에는 간, 쓸개, 심장, 폐, 비장, 신장, 창자, 위장이 있고, 겉에는 근육과 뼈, 마디, 가죽과 털, 이빨과 머리털이 있는데 모두 모조품이었다. 천자가 시험 삼아 인형의 심장을 떼어내니 입으로 말을 하지 못했다. 간을 없애니 눈으로 보지 못했다. 신장을 없애니 발로 걷지 못했다.

천자는 비로소 기뻐하며 말했다.

"사람의 기술이 이처럼 조물주와 같을 수 있는가!"

이 이야기에서 우리는 오장육부와 사지의 기능들 간의 상관 관계를 말하는 한의학의 이론을 발견할 수 있습니다. 그것을 도표로 그려 보면 표 1과 같습니다.

표 1

오장	간	심	비	폐	신
부	담	소장	위	대장	방광
오행	목	화	토	금	수
색깔	파랑	빨강	노랑	하양	검정
맛	신맛	쓴맛	단맛	매운맛	짠맛
감정	화냄	기쁨	생각	슬픔	공포
냄새	누린내	탄내	향기	비린내	썩은내
분비물	눈물	땀	침	콧물	가래
감각 기관	눈	혀	입	코	귀
기운	바람	열	습기	건조	추위
주관 부위	힘줄	피	살(근육)	피부	뼈

『황제내경』에서는 오장육부를 설명할 때 당시의 사회 현상이나 국가 관직에 비유하여 이렇게 말하고 있습니다.

사람에게서 심의 역할은 한 나라의 군주와 같다. 정신 활동이 거기서 나온다.

폐는 재상과 같아서 전신의 활동을 조절하는 작용을 한다.

간은 장군과 같아서 적군이 쳐들어왔을 때 꾀를 내는 작용을 한다.

담은 공정하게 판단하는 관직과 같이 무슨 일을 결단하는 작용을 한다.

전중(膻中 : 심포)은 군주의 명령과 의지를 전달하는 관직과 같이 즐거움 같은 감정을 주관하는 작용을 한다.

비위는 창고를 관리하는 관직과 같이 음식물을 받아들여 전신에 공급하는 작용을 한다.

대장은 운송을 담당하는 관리와 같이 음식을 받아들여 변화시키는 작용을 한다.

소장은 위로부터 음식물을 받아들여 순수한 것과 거친 것을 구분하는 작용을 한다.

신은 체력을 담당하는 기관으로 지혜가 거기서 나온다.

삼초는 물길을 터 주고 조절하는 작용을 한다.

방광은 모래톱에 물이 모이는 것처럼 진액이 모이는데, 기화 작용을 통해 소변을 배출하는 작용을 한다.

3장
우리 몸의 길

1. 경락(經絡) 이야기

환자들의 침 치료를 하다 보면 재미있는 일이 많습니다. 특히 연세가 많으신 분들이 그런 경우가 많은데, 진찰을 하고 5~6개의 혈을 선택해서 침을 찌르고 나면 이렇게 말합니다.

"선생님, 나는 머리도 아프고, 여기 무릎도 아프고, 또 손목도 아픈데 몇 개만 더 놓아 주세요."

"할머니도 참…… 침은 무조건 많이만 놓는다고 잘 낫는 게 아니에요."

"아이고 선생님, 그러지 말고 몇 개만 더 놓아 줘요. 다른 데서는 많이 놓아 주던데…….."

또 환자가 무릎이 아파서 치료를 받으러 왔을 때 한의사는 통증이 없는 반대쪽 다리나 손, 또는 발에 침을 놓는 경우가 많습니다. 그러면 이렇게 항의(?)하는 분늘이 있습니다.

"선생님, 나는 당장 제일 급한 데가 무릎이니까 다른 데는 놔두고 무릎부터 좀 고쳐 주세요."

정작 아픈 부위에는 침 한 대 놓지 않고 성한 데만 찔러 대니 침의 원리를 모르는 환자로서는 참으로 답답한 일이 아닐 수 없을 것입니다.

과연 한의사의 침술 솜씨는 무엇을 기준으로 평가해야 할까요? 물론 침을 어떻게 놓든 간에 빨리 낫게 하는 한의사가 유능한 것이겠지요. 만약에 어떤 한의사는 침 1개를 놓아서 치료했는데, 다른 사람은 10개를 놓아서 그만큼의 효과를 냈다면 누구의 침 치료 기술이 효과적인 것일까요? 또 어떤 한의사는 별로 아프지 않게 침을 놓아 치료했는데 다른 한의사는 매우 아프게 침을 놓아서 그만큼의 효과를 냈다면 누구의 침 치료 기술이 우수한 것일까요? 그것은 물론 적은 수의 침으로 미미한 통증만을 느끼게 치료한 한의사의 기술이 우수한 것입니다. 왜냐하면 의료란 환자에게 가장 적은 자극량으로써 가장 큰 효과를 내는 것이 우수한 것이기 때문입니다. 또한 수술해서 치료할 병을 수술하지 않고도 치료했다면 그 방법이 수술보다 우수한 것이라고 할 수 있습니다.

많은 사람들이 침은 통증이 있는 부위 꼭 그 자리에 꽂아야 효과가 있는 것으로 생각합니다. 무릎이 아프면 무릎, 머리가 아프면 머리, 이런 식으로 말입니다. 그렇다면 온 뼈마디가 다 아픈 역절풍(歷節風 : 류머티즘 관절염의 일종) 환자에게는 온몸에 수백 개의 침을 꽂아야 할 것입니다. 물론 아픈 부위에 침을 놓는 방법이 많긴 합니다. 그리고 경미한 경우에는 아픈 부위에만 침을 꽂아도 효과가 있습니다. 그러나 침 치료는 기본적으로 단순하게 아픈 부위에만 침을 꽂는 것이 아닙니다. 우리 몸에는 온몸을 연결하는 거미줄 같은 연결망이 있는데, 원인에 따라 그 연결망의 어떤 부분이 고장인가를 찾아서 침을 꽂게 되는 것입니다.

2. 기와 혈이 흐르는 통로

우리 몸 전체에 펼쳐져 있는 그 연결망을 '경락'이라고 하는데, 경락은 침 치료만이 아니라 진단에도 응용됩니다. 경락은 '경맥(經脈)'과 '낙맥(絡脈)'으로 나뉩니다. 경맥은 우리 몸의 상하로 연결된 통로이고, 낙맥은 좌우로 연결된 통로입니다. 그러니까 경맥과 낙맥이 상하 좌우로 옷감의 씨줄, 날줄처럼 우리 몸을 서로 연결하고 있는 것입니다.

경락은 기와 혈이 흐르는 길인데, 기와 혈(피)이란 앞서 말한 대로 우리 몸에서 순환되고 있는 물질들을 크게 두 가지로 구분할 때 나오는 개념입니다. 즉 기는 양적인 것이고, 혈은 음적인 것입니다. 여기서 혈이란 글자의 뜻이 '피'이긴 하지만, 한의학의 혈 개념은 우리가 보통 생각하는 혈액보다 더욱 포괄적인 것입니다. 피의 순환이나 피의 영양 공급 같은 것도 모두 혈이란 개념 속에 포함됩니다. 간단히 설명하면, 피가 순환할 때 피 자체를 혈이라 하고, 그 혈을 순환되게 하는 힘을 기라고 합니다.

그럼 경락과 혈관과 신경은 어떤 관계가 있을까요? 혈관은 심장과 온몸이 연결되어 혈액이 순환하는 길입니다. 신경은 뇌에서 척수 그리고 온몸이 전깃줄처럼 연결된 통로입니다. 이러한 혈관이나 신경계는 사람을 해부해 보면 육안으로 쉽게 확인할 수 있고, 손으로 만져볼 수도 있습니다. 손등에 푸르스름하게 나온 것이 바로 혈관의 하나인 정맥이지요.

그러면 경락도 해부를 통해 확인할 수 있을까요? 현재까지는 해부학적으로 경락의 존재가 명확하게 입증되지 않았습니다. 한의학의 다른 이론들이 다 그렇지만 경락 이론도 현상적으로 입증된 것입니다. 침 치료를 시행하여 일어난 객관적 사실 가운데는 신경학석으로 실명이 가능한 부분도 있지만, 한의학의 경락 이론이 아니면 설명할 수 없는 부분도 많습니다. 아무튼 경락은 혈관이나 신경과 아주 밀접한 관련을 가지는 별도의 연결 체계로 보입니다. 왜냐하면 경락의 자극으로 신경이나 혈관이 변화를 일으키고, 신경이나 혈관의 변화가 경락의 변화를 일으키기 때문입니다.

경락은 오직 살아 있는 몸에서 나타나는 반응으로 그 존재를 알 수 있는 기와 혈의 연결 통로입니다. 경락의 연결 체계는 우리 몸 속의 장부와 겉의 피부, 장부와 장부 사이, 몸의 위와 아래, 몸의 왼쪽과 오른쪽을 연결합니다. 몸 속에서 일어난 변화가 외부로 나타나는 것은 바로 경락이 있기 때문입니다. 예를 들어 대장에 이상이 있으면 합곡(合谷 : 엄지손가락과 집게손가락이 갈라지기 전, 살이 모여 있는 부위)이란 경혈에 반응이 나타나는데, 이것은 합곡과 대장이 서로 경락으로 연결되어 있기 때문입니다.

경부선과 서울역

침을 놓을 때는 아무 데나 찌르는 것이 아니고 정해진 자리가 있습니다. 이곳을 '경혈'이라고 하는데, 혈(穴)자는 '구멍'이란 뜻이므로 경혈은 '경락의 기가 반응하는 구멍'이라고 풀 수 있습니다. 경맥과 경혈의 관계는 철도와 역의 관계와 똑같습니다. 경맥이 경부선, 호남선 하는 '철도'이고, 경혈이 수원역, 대전역 같은 '역'입니다. 서울에서 비 내리는 호남선을 타고 목포역에 가서 목포의 눈물을 느껴 보기 위해서는 서울역이나 영등포역에서 기차를 타야 합니다. 호남선이 지나는 다리 위에서 손을 든다고 기차가 서지는 않습니다. 마찬가지로 각각의 경맥에는 경혈이 있어서 그 경맥을 자극하기 위해서는 해당되는 경혈을 찾아서 침을 찔러야 합니다. 서울역과 영등포역은 같은 '역'이지만 위치, 모습, 역할 등이 서로 다르듯이 수많은 경혈은 각각 그 기능이 다릅니다.

경혈을 줄여서 '혈'이라고도 하는데, 경혈의 개수는 세계 보건 기구(WHO)에서 표준화된 것이 현재 360여 개입니다.

경맥은 기본적인 것이 12개인데, 몸의 왼쪽과 오른쪽에 각각 12개씩 있으니까 12쌍인 셈입니다. 이것을 '12정경(正經)'이라고 합니다. 즉 정회원(?) 자격을 가진 12개의 경맥이란 뜻입니다. 또 '기경(奇經) 8맥'이란 것이 있는데, 정회원 자격을 가진 정경처럼 흐르는 것이 아니라 좀 기이하게 흐르는 8개의 경맥이란 뜻입니다.

12정경과 기경 8맥의 독맥, 임맥을 합쳐 '14경맥'이라고 하는데, 14경맥은 임상에서 많이 응용되는 경맥이며, 나머지 6개의 기경맥은 별로 많이 응용되지 않습니다.

이제 14경맥에 대해 하나씩 알아보기로 하겠습니다.

표 1

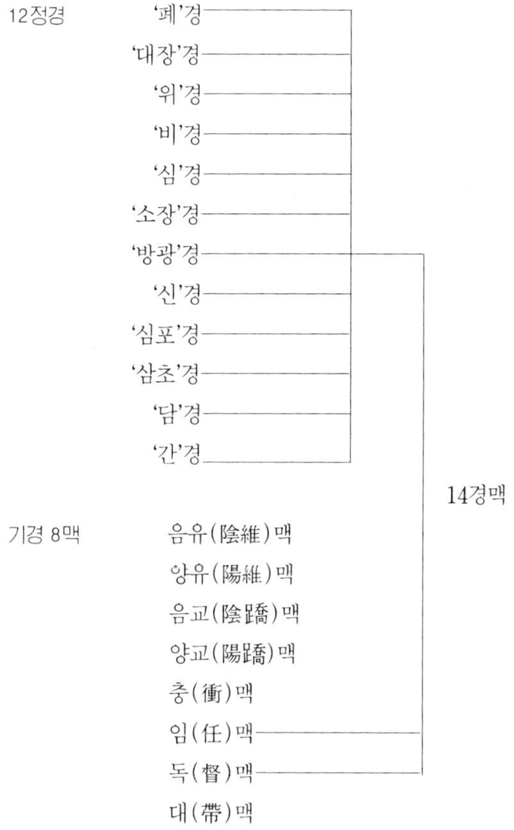

12정경

'폐'경
'대장'경
'위'경
'비'경
'심'경
'소장'경
'방광'경
'신'경
'심포'경
'삼초'경
'담'경
'간'경

14경맥

기경 8맥

음유(陰維)맥
양유(陽維)맥
음교(陰蹻)맥
양교(陽蹻)맥
충(衝)맥
임(任)맥
독(督)맥
대(帶)맥

3. 14가지 경맥

폐경

(1) 폐경맥은 몸통의 가운데 부분(배꼽 위)에서 시작하여

(2) 배꼽 아래로 내려가 대장과 연결되고(폐―대장이 표리 관계)

(3) 다시 위로 올라와 횡격막(橫膈膜 : 가슴과 배를 가르는 막으로 중초
와 상초의 구분이 됨)을 통과하여 본래 이 맥이 속한 양쪽 폐에 연
결됩니다.

(4) 폐에서 나와 빗장뼈(쇄골) 아래로 이어져 어깨의 앞부분을 지나 팔
의 안쪽으로 내려옵니다.

(5) 이렇게 내려온 경맥은 손목 부근의 진맥하는 부위를 지나 엄지손가
락 안쪽(손바닥 쪽)으로 내려와 손가락 끝까지 옵니다.

그림 1   폐경맥

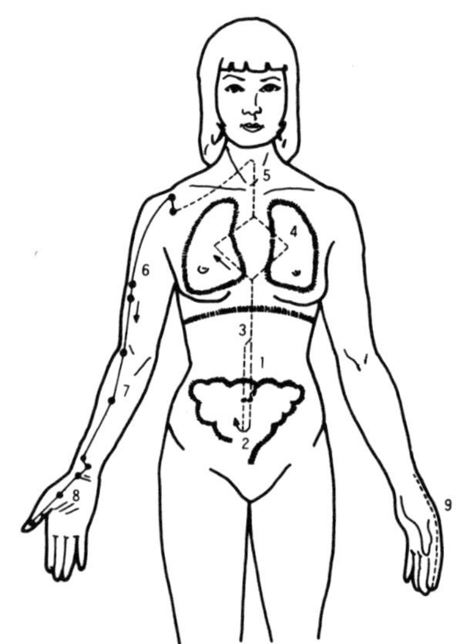

(6) 이러한 폐경맥의 가지 하나가 손목 바로 윗부분에서 갈라져 집게손
　가락 바깥쪽 끝까지 내려가서 대장경이 시작하는 경혈이 됩니다.

　이처럼 엄지손가락은 폐에 속한 것입니다. 그래서 폐결핵 환자나 폐
가 약한 사람은 주먹을 쥘 때, 자기도 모르게 엄지손가락을 안으로 감
싸면서 쥐려고 하고 그렇게 쥐면 마음이 편안하다고 느낍니다. 또 예
민하게 관찰해 보면, 날씨가 추울 때 엄지손가락이 다른 손가락보다
더 시리다는 것을 알 수 있습니다. 그럴 때 엄지손가락을 감싸면 좀 덜
춥게 느껴집니다. 이는 엄지손가락을 통해 폐에 바로 외부의 찬 공기
가 들어오기 때문입니다.

대장경

(1) 대장경맥은 집게손가락 끝에서 시작하여 그 손가락을 따라 올라가서

그림 2　　대장경맥

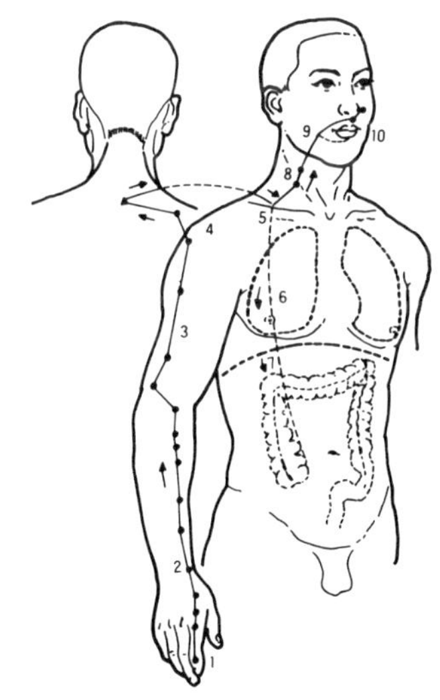

(2) 엄지와 집게손가락이 갈라지기 전에 살이 모여 있는 곳(합곡혈)을 지나 팔의 바깥쪽으로 계속 올라갑니다.

(3) 어깨까지 올라간 대장경맥은 어깨 부근에서 뒤쪽으로 가서 어깨와 목이 만나는 부분까지 가서 두 개로 갈라집니다.

(4) 하나는 속으로 들어가 폐와 연결되고, 다시 나와 아래로 계속 내려가 횡격막을 통과하여 본래 이 경맥이 속한 대장에 연결됩니다.

(5) 나머지 하나는 목의 옆면으로 올라가 뺨을 지나

(6) 속으로 흐르는 것은 아랫니와 아래 잇몸으로 연결되고, 겉으로 나온 경맥은 윗입술을 돌아 반대쪽 코 옆까지 갑니다.

(7) 이 콧방울 옆에서 위경이 시작됩니다.

우리는 속이 불편하면 '체했다'고 하면서 합곡혈을 주무르는 경우가 있습니다. 이럴 때 신통하게 트림이 나오면서 내려가는 수가 있는데 이것은 바로 합곡혈이 대장경에 속하기 때문입니다. 또 대장에 이상이 있을 때 합곡혈을 눌러 보면 예민한 통증이 느껴집니다.

위경

(1) 위경맥은 대장경맥이 끝나는 콧방울 옆에서 시작하여 코를 따라 위로 올라가

(2) 눈의 안쪽 각에서 방광경맥과 만나고 다시 밑으로 내려와 위 잇몸으로 들어가며

(3) 인중혈(人中穴 : 윗입술 약간 팬 곳)을 지나 입술을 돌아내려와서 아래턱뼈로 갔다가

(4) 다시 돌아와 귀 앞을 지나 머리로 올라가서 앞머리 정중앙까지 옵니다.

(5) 앞서 아래턱까지 간 경맥은 아래턱의 각이 생기는 부분에서 가지가

갈라집니다.

(6) 이 가지는 목을 타고 내려와 빗장뼈(쇄골) 위의 팬 곳에서 또 두 개의 가지로 갈라집니다.

(7) 한 가지는 속으로 들어가 등의 일곱번째 목뼈와 첫번째 등뼈 사이(대추혈)에 갔다가 돌아와 다시 속에서 밑으로 내려가 횡격막을 통과하고 본래 이 경맥이 속한 위(胃)에 연결되고, 표리 관계에 있는 비에 연결됩니다.

(8) 빗장뼈 위에서 갈라져 나온 가지는 겉에서 밑으로 내려가 가슴, 배를 지나 사타구니에 도착합니다.

(9) 그런데 위(胃) 아래에서 새로운 경맥의 가지가 하나 나와 그것이 사타구니 부분에서 겉으로 올라와 빗장뼈에서 내려온 경맥과 합쳐져서 다리로 내려갑니다.

(10) 허벅지와 무릎, 종아리의 바깥쪽을 타고 내려간 경맥은 둘째발가

그림 3   위경맥

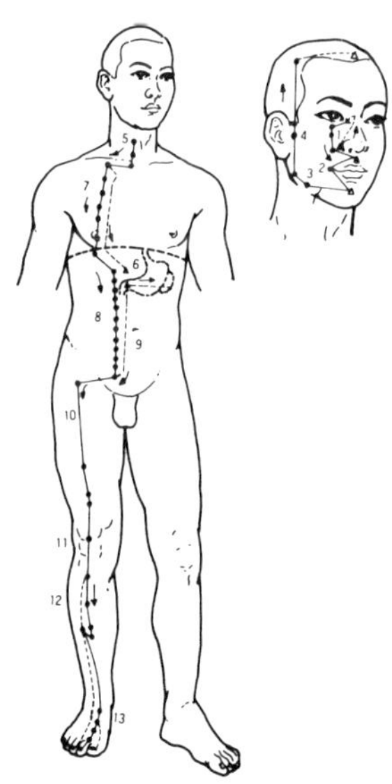

94

락의 바깥쪽 끝까지 가게 됩니다.

(11) 그런데 무릎 아래까지 내려온 경맥에서 가지 하나가 갈라져 내려
와 셋째발가락의 바깥쪽 끝까지 갑니다.

(12) 또 하나의 가지가 발등에서 갈라지는데, 이것은 엄지발가락의 안
쪽 끝까지 가서 다음의 비경을 시작하는 혈(경혈)이 됩니다.

위경에는 무릎 밑에 '족삼리(足三里)'라는 혈이 있습니다. 족은 발이
란 뜻이고, 삼은 숫자 3으로서 여기서는 큰 숫자라는 의미로 쓰여 '크
고 중요하다'는 뜻입니다. 리는 '논밭의 두렁'을 나타내는 말인데, 위가
오행의 토에 속하기 때문에 위를 나타내는 뜻으로 그렇게 쓴 것입니
다. 결국 '족삼리'는 '위경의 중요한 혈'이란 뜻이 됩니다.

이 족삼리에 뜸을 계속해서 뜨면 병에 걸리지 않고 장수한다고 알려
져 있습니다. 그 이유는 족삼리가 위경에 속하므로 거기에 뜸을 뜨면
후천적인 기를 만드는 중요한 공급원을 보강하기 때문입니다.

비경

(1) 비경맥은 엄지발가락 안쪽 끝에서 시작하여 발 안쪽을 따라 올라가
다가

(2) 안쪽 복사뼈 앞을 지나 다리 아래쪽의 안쪽을 따라 올라갑니다.

(3) 그렇게 다리를 따라 계속 올라가다가 배에 도달해서는 속으로 들어
가 본래 이 경맥이 속한 비에 연결되고 또 표리 관계인 위에도 연
결됩니다.

(4) 속으로 들어가지 않고 겉으로 흐르는 경맥은 그대로 위로 올라가는
데 가슴까지 올라가 여기서 다시 속으로 들어가 목을 따라 올라가
서 혀뿌리에 도달합니다.

(5) 위(胃)로 연결된 경맥은 다시 가지가 나와 횡격막을 뚫고 심장으로

그림 4   비경맥

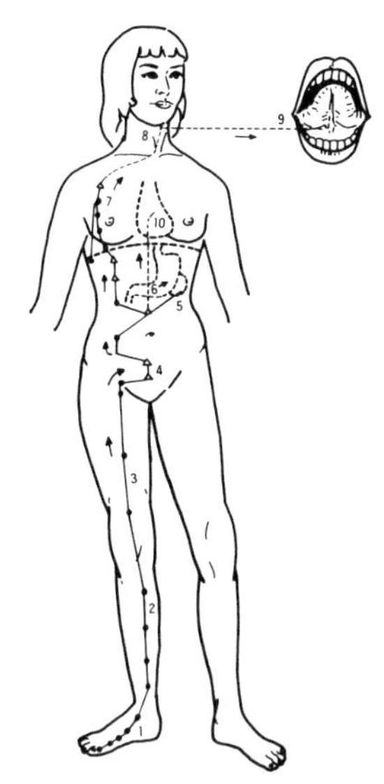

연결됩니다.

비경에는 안쪽 복사뼈 위에 '삼음교(三陰交)'라는 유명한 혈이 있습니다. 삼은 숫자 3이고, 음은 음경맥(경맥을 음양으로 나누는데, 이는 뒤에서 설명합니다)이란 뜻이며, 교는 교차한다는 뜻입니다. 결국 삼음교란 '세 개의 음경맥이 만나는' 혈이라는 의미입니다. 세 개의 음경맥이란 비경, 신경, 간경을 말합니다.

세 개의 음경맥은 모두 아랫배를 지나가고 생리적으로 생식 기능과 연결되어 있기도 해서 여자와 남자의 생식기 질환에 사용합니다. 특히 임신중에 삼음교를 침으로 찌르면 태아가 사망할 가능성이 있으므로 주의해야 합니다.

심경

(1) 심경맥은 세 개의 가지로 되어 있는데, 이들은 모두 비경에서 이어
진 심장에서 시작합니다.

(2) 한 가지는 심장에서 나와 속에서 아래로 내려가 표리 관계인 소장
에 연결됩니다.

(3) 한 가지는 속에서 식도를 타고 위로 올라가 눈까지 올라갑니다.

(4) 마지막 한 가지는 폐를 거친 다음 겨드랑이에서 겉으로 나와 팔의
안쪽을 따라 내려와서 새끼손가락의 안쪽 끝까지 내려옵니다.

심경에는 손목의 금이 있는 곳에 '신문(神門)'이란 혈이 있는데, 이
혈은 정신적인 질환을 치료하는 데 응용됩니다.

'신문'의 '신'자는 정신 의식 기능이란 뜻인데 심장에서 이러한 기능

그림 5   **심경맥**

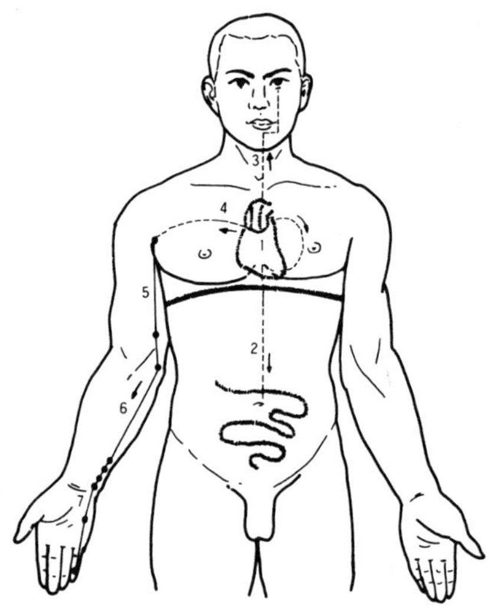

을 총괄합니다. 그러므로 신문혈은 '정신 기능을 담당하는 심장으로 통하는 문과 같은 혈'이란 뜻인데, 심장에 이상이 있을 때나 정신병이 있을 때 응용합니다. 또한 임신이 되면 어떤 경우는 신문혈에서 맥이 뛰는 것을 느낄 수 있습니다.

소장경

(1) 소장경맥은 새끼손가락의 바깥쪽 끝에서 시작하여 팔을 따라 위로 계속 올라가서

(2) 어깨 뒷면까지 올라간 다음, 방광경이나 독맥과 만나고 다시 어깨 앞으로 내려와 빗장뼈의 팬 곳으로 옵니다.

(3) 빗장뼈의 팬 곳에서 가지가 갈라지는데, 그 중 속으로 들어간 경맥은 심장에 연결되고 횡격막을 지나 위를 거친 다음, 더 아래로 내

그림 6   소장경맥

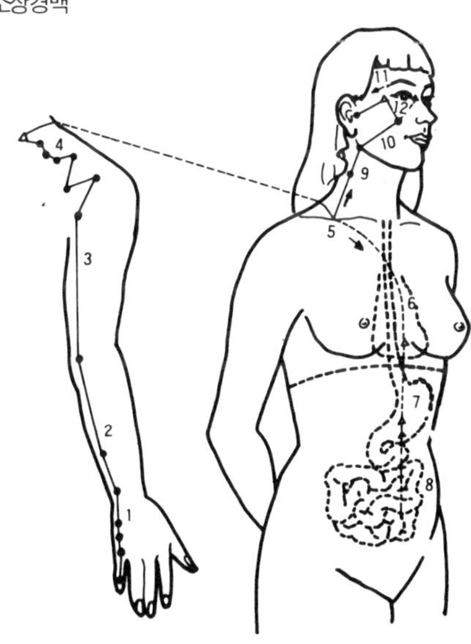

려가 본래 이 경맥이 속한 소장에 연결됩니다.

(4) 다른 한 가지는 빗장뼈에서 겉으로 목을 타고 위로 올라가는데

(5) 뺨을 지나 눈의 외측각을 거쳐 귀로 들어갑니다.

(6) 그런데 또 다른 한 가지가 뺨에서 나와 눈의 내측각으로 갑니다. 이 것은 방광경에 연결됩니다.

소장경이 지나가는 새끼손가락 쪽을 타고 조금 올라가면 '후계(後谿)' 라는 혈이 있습니다. 후는 뒤라는 뜻으로 손가락에서 손목 쪽으로 조금 올라간 뒤에 혈이 있다는 의미이고, 계는 계곡이란 뜻으로 이 혈을 잡을 때 주먹을 쥐어서 잡는데, 그럴 때 이 혈자리가 계곡처럼 패게 된다는 의 미입니다. 후계혈은 두통이 심할 때나 허리가 아플 때 사용하는데, 이는 머리와 허리로 지나가는 방광경과 소장경이 직접 연결되어 있기 때문입 니다.

방광경

(1) 방광경맥은 눈의 안쪽 각에서 시작하여 이마를 타고 위로 올라가 머리 꼭대기에 도달하여

(2) 거기서 가지가 갈라지는데 하나는 귀의 윗부분에 있는 담경과 연결 되고

(3) 다른 한 가지는 곧바로 속으로 들어가 뇌로 연결되고

(4) 주된 경맥은 뒷머리로 내려가게 됩니다.

(5) 뒷목까지 내려온 경맥은 둘로 갈라져서 아래로 내려가는데, 안쪽 (척추 쪽) 가지는 척추와 평행하게 계속 내려가다 허리 부근에서 또 갈라져 속으로 들어가 방광과 표리 관계인 신에 연결되고 다시 본 래 속한 곳인 방광에 연결됩니다.

(6) 이 경맥의 겉에 있는 가지는 계속 오금까지 내려갑니다.

그림 7   방광경맥

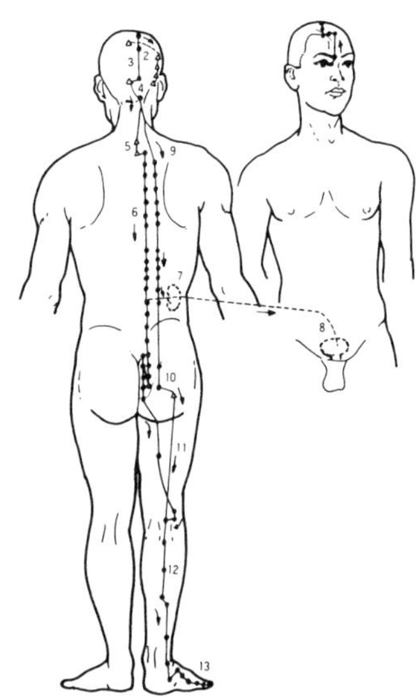

(7) 뒷목에서 갈라진 바깥쪽의 다른 한 가지는 안쪽 가지와 평행하게 엉덩이, 허벅지를 지나 오금까지 내려와 안쪽 가지와 합쳐집니다.

(8) 합쳐진 경맥은 종아리를 지나고 바깥쪽 복사뼈 뒤를 지나 새끼발가락의 바깥쪽 끝까지 내려갑니다.

방광경은 허리나 다리가 아플 때 많이 사용하는데, 그 중 다리 오금 중앙에 있는 '위중(委中)'이란 혈은 다리나 허리의 통증을 없앨 때 응용합니다. 위중의 위는 굽는다, 중은 가운데라는 뜻이므로 다리를 구부리는 곳에 있는 혈이란 뜻입니다.

신경

(1) 신경맥은 새끼발가락에서 시작하여 발바닥을 지나고 복사뼈를 한 바퀴 돌아 다리의 안쪽을 따라 위로 올라갑니다.

(2) 허벅지 안쪽을 타고 올라온 경맥은 꼬리뼈 부근에서 속으로 들어가 이 경맥이 속한 장부인 신에 연결되고 표리 관계인 방광에 연결됩니다.

(3) 치골 부근에서 다시 겉으로 올라와 가슴까지 올라갑니다.

(4) 신까지 연결된 경맥은 속으로 계속 위로 올라가 간, 횡격막, 폐, 목구멍을 거쳐 혀뿌리까지 갑니다. 폐를 지날 때 한 가지가 나와 심과 연결됩니다.

신경이 지나가는 발바닥에는 '용천(湧泉)'이란 혈이 있는데, 침을 놓을 때 매우 아픈 혈 가운데 하나입니다. 용천의 용자는 원기 왕성하게 물이 솟아 넘친다는 의미이고, 천은 샘이라는 뜻이므로 원기가 샘처럼 솟아나는 혈이란 의미입니다.

그림 8   신경맥

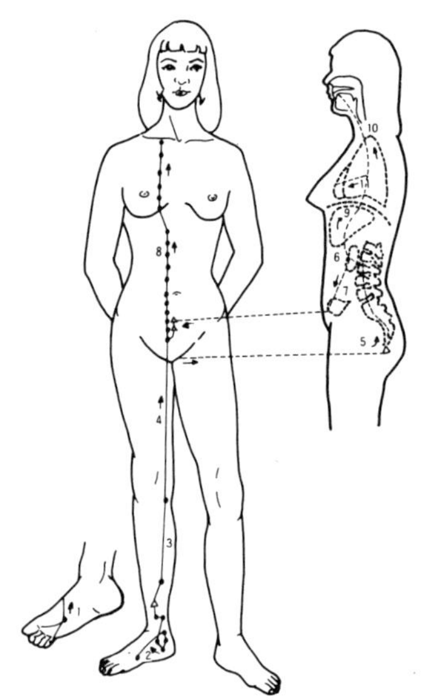

용천은 갑자기 졸도했을 때 강한 자극을 주거나, 온몸의 힘이 쇠약할 때 사용하는 혈입니다. 이는 정기의 원천인 신을 자극하고자 하는 것입니다.

심포경

(1) 심포경은 가슴속의 심에서 시작하여 심포에 연결되고, 횡격막을 통과하고 내려가 삼초에 연결됩니다.

(2) 다른 한 가지는 가슴을 가로질러 옆구리 갈비뼈 부근에서 체표로 나와서

(3) 위로 올라가 겨드랑이에 도달하고

(4) 거기서부터 팔을 따라 아래로 내려와 손바닥을 통과하여 가운뎃손가락 안쪽 끝으로 갑니다.

그림 9   심포경맥

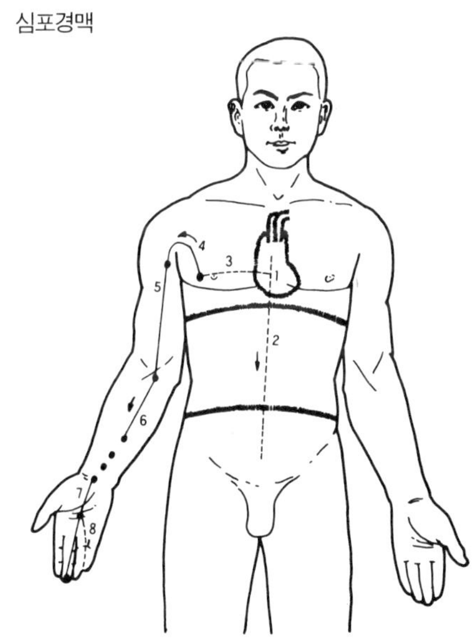

(5) 손바닥에서 가지가 하나 갈라지는데 이 가지는 넷째손가락 끝으로
    가서 삼초경과 연결됩니다.

심포경에는 '내관(內關)'이란 혈이 있는데, 손목 안쪽(손바닥 쪽)에
서 팔로 조금 올라간 곳에 있습니다. 내관의 내자는 안쪽, 가운데란 뜻
이고, 관은 관문, 빗장이란 뜻이므로 심포경의 관문과 같은 혈이란 의
미입니다. 내관혈은 불면증이나 가슴이 아플 때, 심장병 등에 사용하는
데 심포의 기능이 그러하기 때문입니다.

삼초경

(1) 삼초경맥은 넷째손가락의 바깥쪽 끝에서 시작하여, 팔을 따라 위로
    올라가 어깨 뒤로 갑니다.

그림 10　　삼초경맥

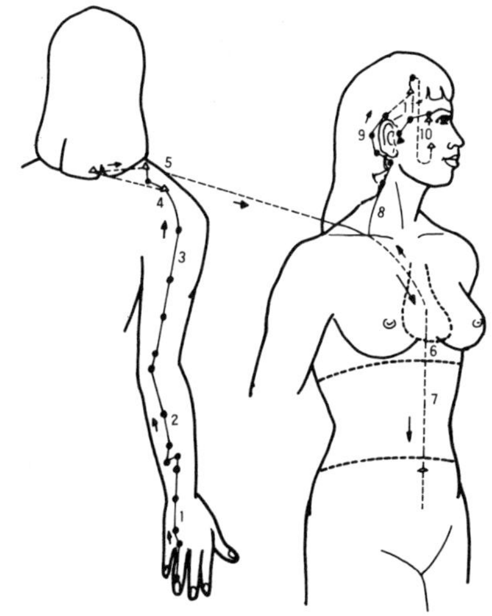

(2) 어깨 뒤에서 속으로 들어가 빗장뼈 위로 올라온 경맥은 가슴속으로 깊이 들어가 심포에 연결되고 횡격막을 지나 삼초에 연결됩니다.

(3) 이렇게 밑으로 내려가던 경맥이 가슴 부근에서 가지가 갈라져 위로 다시 올라오는데 빗장뼈 위까지 올라와서 겉으로 나와 목덜미, 귀 뒤를 따라 올라간 후

(4) 속으로 들어가 얼굴로 돌아 내려갑니다.

(5) 귀 뒤에서 가지가 하나 갈라지는데, 이 가지는 귀를 통과하여 눈의 바깥쪽에서 담경과 연결됩니다.

삼초경에는 심포경의 내관혈과 대칭되는 자리에 '외관(外關)'이란 혈이 있습니다. 외관혈은 전통적으로 귀가 잘 안 들리는 병이나 귀에서 고름이 나오는 병에 잘 듣는 것으로 알려져 있습니다.

담경

(1) 담경맥은 눈의 바깥쪽에서 시작하여 두 개의 가지로 나누이지는데

(2) 한 가지는 겉에서 옆머리 쪽을 앞뒤로 왔다갔다하다가 목, 어깨를 지나 가슴 앞면의 바깥쪽으로 내려가고 갈비뼈 옆을 지나 골반의 옆면에 이릅니다.

(3) 다른 한 가지는 뺨 속을 지나고 목, 가슴을 지나 간에 연결되고 이 경맥이 본래 속한 담에 연결됩니다. 그리고 계속 내려가다가 아랫배에서 겉으로 나와 엉덩이 근처에서 처음 말한 가지와 합쳐집니다.

(4) 합쳐진 경맥은 허벅지 옆면을 지나 무릎, 종아리 옆면을 타고 내려가 발등을 지나서 넷째발가락 바깥쪽 끝까지 갑니다. 복사뼈 아래에서 가지가 하나 나와 엄지발가락으로 연결되어 간경과 연결합니다.

그림 11   담경맥

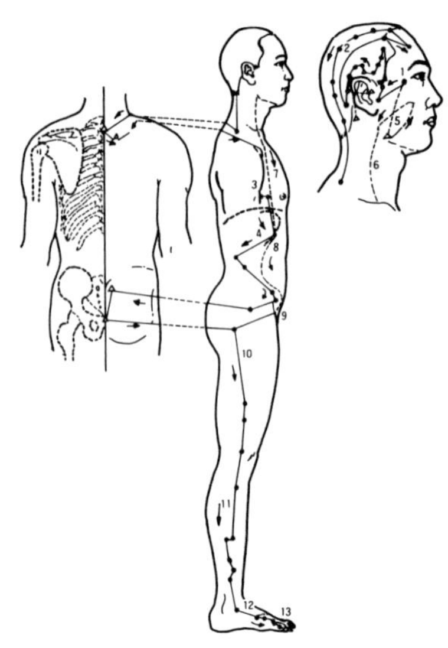

　　담경이 흐르는 무릎 바깥쪽에는 '양릉천(陽陵泉)'이라는 혈이 있습
니다. 양릉천의 양자는 다리의 바깥쪽이니까 음양 개념으로 따질 때
양에 속한다는 의미이고, 릉이란 언덕이나 임금의 묘를 뜻하고, 천이란
언덕처럼 생긴 부위에 있으면서 샘처럼 경맥의 기가 흐르는 곳이란 의
미입니다.

　　양릉천은 담경이 지나는 옆구리가 아프거나 몸의 힘줄이 고장났을
때 사용합니다.

간경

(1) 간경맥은 엄지발가락의 바깥쪽 끝에서 시작하여 다리를 따라 위로
　　올라와

(2) 허벅지 안쪽을 지나 외부 생식기를 통과하여 아랫배에 이르러 속으

그림 12   간경맥

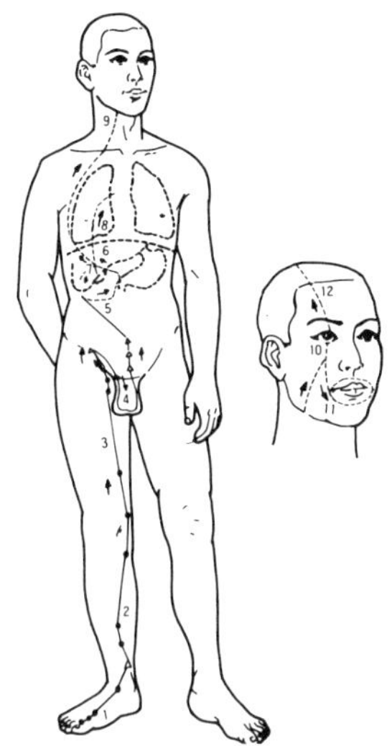

로 들어갑니다.

(3) 속으로 들어간 경맥은 이 경맥이 속한 위를 지나 간에 들어가서, 표리 관계인 담에 연결되고

(4) 계속 올라가 횡격막, 목, 아래턱을 지나 안구 뒤로 갔다가 이마로 나와 정수리로 갑니다. 그리고 눈에서 한 가지가 나와 뺨을 지나 입술로 갑니다.

(5) 간에 연결된 경맥에서 또 가지가 나와 위로 올라가 폐에 연결됩니다. 이렇게 함으로써 처음 폐에서 시작됐던 경맥이 한 바퀴를 돌아 다시 폐로 돌아가는 것입니다.

간경에는 '태충(太衝)'이란 혈이 있는데, 엄지발가락과 둘째발가락이 갈라지기 전 부위에 있습니다. 태충의 태란 중요하다는 뜻이고, 충이란 공격하다, 통로이다라는 뜻이 있으므로 간경의 중요한 통로가 되는 혈이란 의미입니다.

양쪽 발의 태충과 양쪽 대장경의 합곡혈을 합쳐 '사관혈(四關穴 : 네 군데의 관문이라는 뜻)'이라 하는데, 흔히 체했을 때 사용합니다.

독맥

(1) 독맥은 아랫배 속에서 시작하여 회음부로 나온 후

(2) 속에서 가지 하나가 나와 올라가 신에 연결되고

(3) 겉에 있는 경맥은 위로 척주 중앙을 타고 올라가는데,

(4) 머리에 가서 뇌 속으로 연결되고

(5) 계속 앞머리로 돌아서 콧대를 타고 내려와 위쪽 잇몸 속으로 들어 갑니다.

독맥에는 '백회(百會)'라는 혈이 머리 꼭대기에 있습니다. 백은 '많

그림 13   독맥

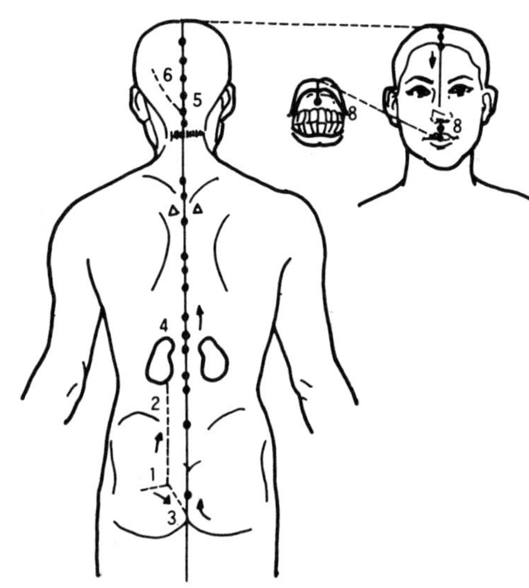

은 수'라는 뜻이고, 회는 만난다는 뜻이므로 이 혈에서 여러 개의 경맥
이 서로 교차된다는 말입니다.

  백회혈은 사용 범위가 매우 넓은데, 두통에 많이 사용합니다.

임맥

(1) 임맥은 아랫배 속에서 시작하여 회음부에서 겉으로 나온 후

(2) 몸의 앞면 중앙을 따라 올라가는데

(3) 턱에서 속으로 들어가

(4) 입술을 돌고

(5) 그 가지는 눈까지 갑니다.

  임맥에는 '중완(中脘)'이란 혈이 있는데, 명치와 배꼽의 중간 지점에

그림 14   임맥

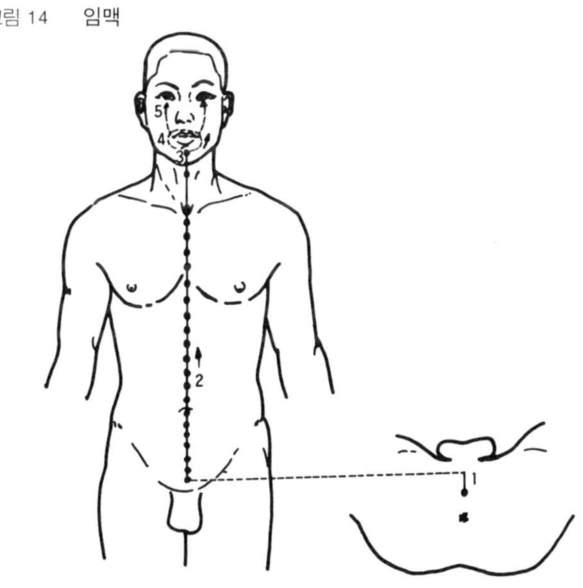

있습니다. 중은 가운데, 완은 위(밥통)라는 뜻이므로 위의 상태가 여기에 나타나며 위장병을 치료하는 혈입니다.

4. 경맥의 음양

세상의 모든 것에 음양이 있듯이 경맥에도 음양이 있습니다. 12정경은 모두 6개의 장과 6개의 부에 연결되어 있는데, 장에 연결된 경맥을 음경맥이라 하고, 부에 연결된 경맥을 양경맥이라 합니다. 양경맥은 우리 몸의 겉면을 음양으로 나눌 때 양 부위에 분포되어 있습니다. 말하자면 등이나 손등, 발등, 팔다리의 바깥쪽으로 흐르는 것입니다. 음경맥은 우리 몸의 음 부위, 즉 배나 손바닥, 발바닥, 팔다리의 안쪽으로 흐릅니다.

표 2　　　14경맥의 음양

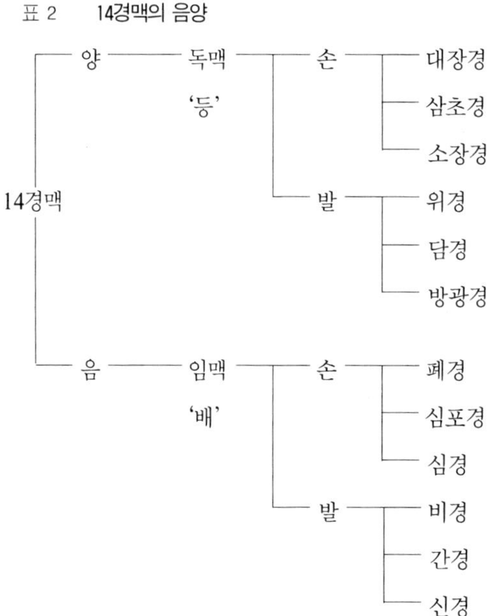

손과 발에는 각각 6개의 경맥이 흐르는데, 음경맥 3개, 양경맥 3개입니다. 양경맥을 총괄하는 경맥이 독맥이고, 음경맥을 총괄하는 경맥이 임맥입니다.

12정경은 경기가 흐르는 길이라고 했고, 경기가 흐르는 길의 순서는 앞서 설명했습니다. 그것을 다시 한 번 정리하면 다음과 같습니다.

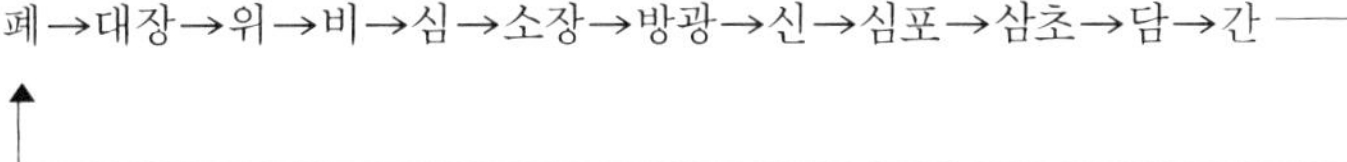

긴장 속의 평화

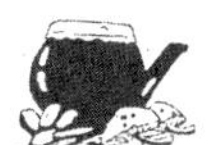

1. 음메, 기 살어!

몇 해 전, 장안의 화제가 되었던 '쓰리랑 부부'라는 코미디 프로가 있었습니다. 두 눈썹이 한일자로 붙은 부인 순악질 여사(김미화 분)가 좀 덜떨어진 남편(김한국 분)을 야구 방망이로 위협하면서 혼을 내면, 남편은 "음메, 기 죽어!" 하며 쩔쩔매고, 순악질 여사는 의기 양양하게 야구 방망이를 쳐들면서 "음메, 기 살어!" 하고 외칩니다. 비록 코미디이지만, 한쪽이 기가 죽을 때 상대방이 기가 사는 것은 음양론으로 볼 때 정확한 것입니다.

요즘은 '기'가 참으로 유행합니다. 지하철 역에도 기공 수련하는 그림이 붙어 있고, 기공 치료로 난치병을 치료했다는 사람도 많고, 텔레비전에는 기를 발사해 멀리 있는 사람을 쓰러뜨리는 기공사가 출연하고, 아무튼 기에 대한 관심이 대단합니다.

그러다 보니 이제는 기를 매우 신비로운 것으로 생각히는 사람도 많습니다. 그래서 "당신은 기가 허합니다" 하면 어떤 환자는 마치 죽을 병에 걸린 것으로 생각하기도 합니다. 그러나 기는 사실 우리가 알게 모르게 일상적으로 쓰는 개념이며, 기를 이상하거나 신비스러운 것으로 생각할 필요는 없습니다.

'기가 막힌다', '기를 쓰고 달려든다', '기운이 없다', '기절했다', '살기가 번뜩인다', '바람기가 있다' …… '기'라는 글자가 들어가는 표현은 너무나 많습니다. 그만큼 우리는 기를 친숙하게 느끼고 별 생각 없이 쓰고 있는 것입니다. 기라는 말은 일상적으로 쓸 때나 철학적으로 연구해 볼 때나, 그 의미가 매우 넓고 복잡한 것이 사실입니다.

그럼 앞에서 예로 든 말들을 해석해 볼까요?

기가 막힌다 : 정신적으로 또는 심리적으로 충격을 받아 무엇을 어떻게 해야 할지 얼른 생각나지 않는다.

기를 쓰고 달려든다 : 온 힘을 다해 달려든다.

기운이 없다 : 일상 생활이나 어떤 일을 하기에 필요한 (신체적 · 정신적) 힘이 없다.

기절했다 : 정상적인 신체적 활동이나 정신적 사고 능력이 일시에 중단되었다.

살기가 번뜩인다. : 생명을 죽이려 하는 어떤 느낌이나 분위기가 가득하다.

바람기가 있다 : 바람 피울 소질이 있다.

이처럼 기라는 글자에는 우리 몸에 필요한 에너지, 정신적인 힘, 미세하고 쉽게 알아차리지 못하는 느낌이나 기미, 선천적인 소질 등 다양한 뜻이 있습니다.

한의학에 들어오면, '기'자를 빼면 남는 것이 별로 없을 정도입니다. 기는 동양의 거의 모든 학문에서, 우리의 생활에서, 특히 한의학에서 뺄 수 없는 존재입니다. 그러다 보니 '기'라는 한 글자가 매우 다양한 의미를 가지게 된 것입니다.

기란 무엇인가

아무튼 '기'는 사람이든 동식물이든 무생물이든, 모든 사물이 가지고 있는 가장 기본적인 요소입니다. 특히 사람의 경우, 몸에서 일어나는 생명 현상을 유지하는 어떤 힘(동력)을 뜻합니다.

그럼 기공 수련을 해 몸이 공중에 뜬다든지 기공 치료로 난치병을 치료했다든지 하는 것은 무엇일까요? 그것도 앞서 말한 의미를 가지고 설명할 수 있습니다. 우리 몸도 하나의 형체를 가진 존재이므로, 몸을 구성하는 기본 요소가 있습니다. 그것을 기라고 하며, 우리 몸은 기가 모여서 이루어진 것입니다. 그래서 한의학에서는 "기가 모이면 형체를 이루고, 형체가 흩어지면 기가 된다"고 말합니다.

기는 우리 몸을 유지하기 위한 가장 기본적인 에너지가 됩니다. 그리고 기는 외부로 드러나 다른 사람에게 전달됩니다. 손을 잡으면 그 사람의 체온을 느낄 수 있는 것도 그 사람의 기가 전달되기 때문입니다. 또 흥분한 사람의 표정이나 분위기, 느낌을 보면 그가 흥분했다는 것을 알 수 있는 것도 흥분된 기가 밖으로 드러나기 때문입니다. 기가 다른 곳으로 전달되고 밖으로 방출되는 것은 누구에게나 일어나는 일입니다. 이것은 수련을 통해 강화시키고 마음대로 조절할 수 있는데, 그것이 바로 기공 치료입니다. 기공 수련을 통해 자기 몸 내부의 기의 흐름을 조절함으로써 건강을 유지하기도 하고, 외부로 방출하는 기의 양과 세기를 조절해 다른 사람을 치료하기도 합니다.

우리 몸 속에 있는 기에는 선천적으로 타고난 것과 후천적으로 생겨난 것이 있습니다. 앞에서 오장육부를 설명할 때 말한 것처럼 사람은 선천적으로 '정(精)'을 가지고 태어나는데, 그 정은 신장에 저장되고 그 정이 기가 됩니다. 사람들은 저마다 선천적으로 다른 기를 가지고 태어나며 그 때문에 사람마다 기질이 다릅니다. '기질(氣質)'이라는 말은 '기의 바탕'이라는 뜻이므로, 사람마다 서로 다른 바탕을 가지고 태어난다는 것입니다.

후천적으로는 음식을 먹고 공기를 들여마심으로써 기가 생성되는데, 이 일을 폐에서 합니다. 사람이 하루라도 밥을 안 먹으면 기운이 빠지고 의욕을 잃어 만사가 다 귀찮아지는 것은 바로 기가 쇠잔해지기 때문입니다. 사람의 몸은 신체적(육체적)인 상태와 정신적인 상태가 항상 비례하는데, 기를 말할 때는 항상 이 두 가지를 통틀어서 말합니다. 몸에 힘이 없으면 머리 속의 생각도 소극적으로 되고, 신체적 상태가 정상이 아니면 생각도 정상적으로 할 수 없게 됩니다. 반대로 좋지 않은 생각을 많이 하면 얼굴이 어둡고 몸도 병이 들게 됩니다.

언젠가 어떤 분이 이런 말을 한 적이 있습니다.

"밥을 제대로 안 먹는 사람은 성격이 좋지 않다."

그 말을 처음 들었을 때는 그냥 웃고 말았는데 곰곰이 생각해 보니 대단한 통찰력을 가진 말이라는 생각이 들었습니다. 밥은 한의학적으로 후천적 원기의 공급원이라고 할 수 있는데, 이는 밥을 일차적으로 받아들이는 비, 위의 기(토기)가 관련되는 측면이 있습니다. 즉 밥을 제대로 안 먹으면 일단 후천적 기가 정상적으로 공급되지 않을 것이고, 따라서 원기가 쇠약해져 여러 가지 잔병이 많아질 것입니다. 잔병이 많다 보면 사람의 성격이 까다로워지고 신경질이 많아지며, 매사를 부정적으로 보게 되고 성실하지 못하며, 잔꾀를 자주 부리게 되는 것입니다. 또 비, 위의 기와 관련해서 보면, 밥을 제대로 안 먹는다는 것은 식욕이 좋지 않다는 뜻이고, 식욕이 좋지 않다는 것은 비, 위가 정상적인 상태가 아니라는 것입니다. 비, 위는 정신적으로 볼 때 너그러움이나 중재자로서의 역할, 화합, 후덕함이라는 속성을 가지므로 밥을 제대로 먹지 않는 사람은 당연히 성격이 까다로워질 것입니다.

"그럼 밥 대신 과자나 빵, 초콜릿을 먹어서 에너지를 공급하면 될 것 아니오?" 하고 반문하는 사람도 있을 것입니다. 하지만 이 점을 생각해야 합니다. 우리 나라는 쌀밥이든 보리밥이든 현미밥이든 밥을 주식으로 해 왔기 때문에 우리의 비, 위는 어렸을 적부터 밥으로 훈련되어 왔습니다. 과자나 초콜릿을 좋아하는 사람은 분명 밥이 먹기 싫어서 그런 것을 밥 대신 이용하는 것입니다. 그렇다면 밥을 먹기 싫다는 것부터가 바로 비, 위의 기가 왕성하지 않다는 것을 의미하는 것입니다.

이 책을 충실하게 읽어 온 독자라면, 여기서 이런 의문이 들 것입니다. 앞에서 '기와 혈'을 말할 때는 혈은 우리 몸 속을 흐르는 피나 그 흐름을 말하고, 기는 그 혈을 흐르게 하는 동력이라고 했습니다. 그런데 여기서 기가 우리 몸을 움직이는 근본적인 에너지라고 하고, 그것은 선천적인 정과 후천적인 정으로부터 나온다고 했습니다. 그럼 혈은 뭐란 말입니까? 답부터 말하면 '혈도 기'입니다.

'이건 또 무슨 소리야? 기는 혈을 움직이는 힘이라더니 이제는 혈도 기라니, 도대체 혈과 기를 구분하는 게 무슨 의미가 있는 거야!' 한의학의 개념은 이렇게 고무줄처럼 늘어났다 줄어들었다 해서 혼동될 때가 있습니다. 혈과 기를 구분해서 말할 때는 기라는 말 속에 혈이라는 의미가 포함되어 있지 않은 것입니다. 그런데 보통 한의학에서 기라고 할 때는 혈까지도 포함해서 씁니다. 이때 원래의 기가 양적(동적)인 작용을 하기도 하고 음적(정적)인 작용을 하기도 하는데, 그 기 가운데서 액체 성분을 가지고 있는 것을 혈이라고 하고, 액체 성분(혈)을 움직이는 힘을 (좁은 의미의) 기라고 하는 것입니다(기=기+혈). 결국 같은 '기'라는 말이지만, 넓은 의미로 쓸 때와 좁은 의미로 쓸 때는 다를 수 있습니다.

우리 몸 속에는 여러 장부가 있습니다. 각 장부는 그 장부가 정상적으로 돌아가기 위한 에너지가 필요하고 그것을 또한 기라고 합니다. 예를 들어 폐기가 허하다고 할 때는 폐가 정상적으로 활동하기 위한 에너지가 부족한 상태라는 뜻입니다. 이 외에도 술 마신 사람처럼 얼굴이 벌겋고 눈이 충혈된 사람을 보고 몸에 '화기'가 많다고 하거나 눅눅한 지하방에 들어갔을 때 방에 '습기'가 많다고 하는 것처럼 우리는 기라는 말을 자주 사용합니다.

전통적으로 써 오는 이러한 기 개념을 더욱 연구해 그것을 과학적으로 설명해 내는 것은 우리 세대의 몫이겠지요.

2. 호랑이 물어 갈 놈의 감기

우리는 국사 시간에 '10만 양병설'에 대해 배운 적이 있습니다. 조선 시대의 대학자 율곡 이이가 왜적의 침입을 막기 위한 10만 양병설을 주장했는데 그 주장은 받아들여지지 않았고, 결국 임진 왜란이 터져 임금이 의주까지 피난을 갔고 온 백성은 죽을 고생을 다했습니다.

한의학에서는 병이 생기는 원인을 이렇게 설명합니다.

"몸의 정기가 허약하면 사기가 침입해 병이 생긴다."

『황제내경』에서도 "사기가 침입한 것은 정기가 허하기 때문이다" 라고 말하고 있습니다. 정기는 아군이고, 사기는 왜적입니다. 정기(正氣)는 '바른 기운'이라는 뜻으로 우리 몸이 가지는 전체적인 방어력을 말하고, 사기(邪氣)는 '사악한 기운'이라는 뜻으로 외부에서 들어와 병을 일으키는 원인을 통틀어서 말하는 것입니다. 예를 들어 감기를 일으키는 원인이 우리 몸에 들어오면 정기가 대항하게 되고, 그 과정에서 '열'이 나는 것인데, 이것은 전쟁이 나서 아군과 적군이 치열한 교

표 1

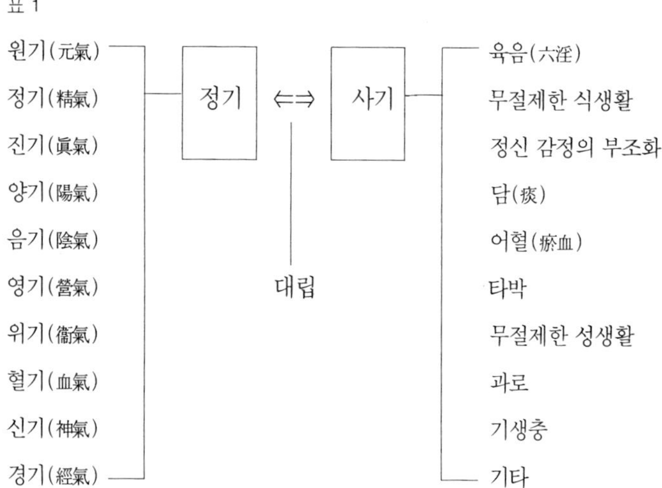

전을 벌이는 상황과 비견되는 것입니다. 이런 상황을 '정사 투쟁'이라고도 하는데, 정기와 사기가 싸우고 있는 상황이라는 뜻입니다. 정사 투쟁에서 이기면 병이 낫는 것이고, 지면 병이 속으로 들어가거나 악화되는 것입니다.

제가 어렸을 적, 감기가 들어 재채기가 나오면 시골 어른들이 "에취, 이런 천하에 호랑이 물어 갈 놈의 감기 같으니라고. 안 나갈래!" 하고 소리치셨던 기억이 납니다. 이런 습관도 아마 한의학의 문화에서 비롯된 것이 아닌가 생각합니다.

정기의 종류

한의학은 기본적으로 '정기'를 강화하는 이론과 기술입니다. 정기가 어떻게 만들어지고 어떻게 몸에서 도는가를 이해하기 위해 지금까지 오장육부와 경락에 대해 알아본 것입니다. 오장육부는 정기가 어떻게 만들어지고 어떻게 유지되는가를 설명하는 것이고, 경락은 정기의 흐름을 설명하는 이론입니다.

해군, 공군, 육군은 하는 일이 달라도 모두 국군인 것처럼 원기, 정기, 진기, 경기, 혈기, 신기, 영기, 위기는 조금씩 달라도 모두 정기의 일종입니다.

한의학에는 이렇게 '기'자로 끝나는 말들이 이 밖에도 많은데, 우선 원기, 진기는 정기와 거의 비슷한 뜻으로 쓰입니다. 원기의 원자는 '으뜸'이라는 뜻으로 중요하다는 의미이고, 진기의 진자는 '진짜'라는 뜻으로 역시 중요하다는 의미를 포함하고 있습니다. 그러므로 '정기(正氣)=진기=원기'가 됩니다.

흔히 "요즘은 원기가 부쳐서 영 힘들단 말이야!" 하는 것처럼 이 세 가지는 우리 몸의 전체적인 힘이나 저항력을 말하는 것입니다. 이 세 가지는 선천적인 기와 음식과 공기를 합한 후천적인 기로써 유지됩니다.

정기(精氣)는 위에서 설명한 '정'하고 관련됩니다. 정은 선천적으로 받고 또 후천적으로 만들어지는 어떤 근본적인 물질적 형태를 말하며, 결국 정도 '기'입니다. 그러나 굳이 정과 기를 구분하는 것은, 정은 기가 뭉쳐서 어느 정도 물질적 형태를 이룬 것이기 때문입니다. 말하자면 기가 뭉쳐서 엑기스처럼 되어 있는 상태라는 것입니다. 앞에서 "기가 모이면 형체가 되고, 형체가 흩어지면 기가 된다"고 했습니다. 형체도 기로 이루어진 것이니까 '기'라고 해도 틀린 것은 아니지만, 형체(形)라고 말하는 것과 마찬가지입니다.

정기는 결국 정을 말하는 것이며, 그것이 나중에 기로 변해 우리 몸의 에너지원이 되기 때문에 뒤에 '기'를 붙여서 정기라고 합니다.

혈기는 혈과 혈의 기능을 말합니다. 앞에서 혈도 기라고 했듯이 혈도 결국은 기로 이루어진 물질입니다. 그러므로 혈이라는 말에다 '기'를 붙여서 '혈의 형태를 가진 기'라는 뜻으로 말한 것입니다.

신기는 정신적인 기능과 관련되는 기를 말합니다. '신'이라는 글자는 '무엇인가 눈에 정확히 보이지는 않지만 분명히 어떤 기능을 하고 있는 상태'를 뜻합니다. '신'자에는 '귀신'이라는 뜻도 있는데, 우리는 귀신 하면 사람 눈에 보이지는 않지만 무슨 일을 벌이는 존재를 떠올립니다. 한마디로 신기란 사람의 정신 의식 활동을 뜻합니다. 사람의 정신 의식 활동도 기의 작용으로 일어나는 현상이라고 보고, 그 활동이 신체적 상태처럼 손에 잘 잡히지 않는 수준에서 일어나는 것이므로 앞에 '신'을 붙여 신기라고 한 것입니다.

경기는 경락과 관련되는 기입니다. 경락은 몸의 기(기와 혈)가 흐르는 길이며, 그 경락 안을 흐르는 기가 경기입니다. 경락을 말할 때 경맥을 주로 말하므로 맥기라고 하기도 합니다.

영기와 위기는 서로 대비되는 개념인데, 영기는 내부에 영양을 공급하는 기이고 위기는 몸의 외부에서 사기의 침입을 방어하는 기입니다.

영기의 '영(營)'이라는 글자는 영양분이라는 뜻으로, 몸이 제대로 활동하기 위해 필요한 영양분과 그것의 활동 기능을 영기라고 합니다. 이렇게 되면 영기와 혈기가 비슷한 것이 됩니다. 혈도 영양분을 공급하기 위한 물질이며 혈 자체와 그 기능을 혈기라고 했는데, 그런 점에서 서로 비슷하다는 것이지요. 그래서 영기와 혈기를 합쳐서 '영혈'이라는 말을 쓰기도 합니다. 굳이 구분하자면 영기는 우리 몸에 필요한 모든 영양 물질을 뜻하고, 혈은 영에서 발전해 피가 된 것만을 가리킨다고 볼 수 있습니다. 영은 혈보다 좀더 넓은 개념입니다.

위기의 '위(衛)'자는 '보위한다, 지킨다'는 뜻이므로 위기는 몸의 외부, 즉 살갗이나 경락의 외부에서 흐르면서 사기의 침입을 막아 주는 역할을 하는 기입니다. 위기가 약하면 잔병치레를 많이 하거나 감기에 잘 걸립니다. 또 속이 허해서 조금만 움직여도 땀이 많이 나거나 잠잘 때 땀을 흘리는 것도 위기가 약해졌기 때문입니다.

양기와 음기라는 말은 낯설지 않을 것입니다. 양기는 우리 몸의 모든 기 가운데서 양적인 작용을 하는 기를 말하고, 반대로 음적인 작용을 하는 기를 음기라고 합니다. 기와 혈에서 기는 양기에 속하고, 혈은 음기에 속합니다. 왜냐하면 기는 동적이고, 혈은 정적인 존재이기 때문입니다.

영기와 위기에서도 영기는 속에서 영양을 공급하는 기이니까 음기이고, 위기는 밖에서 방어하는 기이니까 양기입니다. 흔히 남자들의 성적 능력이 쇠퇴한 것을 '양기가 떨어졌다'고 표현합니다. 남자의 성적 기능은 양적인 것이기 때문에 이런 표현이 나오게 되었을 것입니다.

지금까지 여러 종류의 기를 설명했지만, 사실 엄밀히 따지면 이렇게 여러 종류로 기를 구분하는 것은 쉽지 않습니다. 임상적으로도 기를 이렇게 복잡하게 구분해서 치료하지는 않고 크게 음양이나 기혈을 나눌 뿐입니다. 하지만 한의학을 이해하기 위해서는 이러한 용어의 어감이나 의미를 어느 정도 알아 두어야 합니다. 그러지 않으면 나중에는 모두 뒤섞여서 뭐가 뭔지 알아볼 수 없게 되어 버립니다.

3. 바람, 바람, 바람

중년 부인들을 진찰하다 보면 심장이나 간에 열이 많은 경우가 의외로 많습니다. 이럴 때 저는 이렇게 묻습니다.

"아주머니, 신경 쓰실 일이 많으셨나요?"

"어디 신경 안 쓰고 사는 사람 있어요? 사는 게 다 그렇죠 뭐."

부인은 애써 대수롭지 않다는 표정을 짓습니다.

"아니, 제가 묻는 것은 특별히 속을 끓인 일이 있었냐는 거예요."

"……별거 없어요."

"좋습니다. 아주머니 속사정이야 제가 모르지만 아무튼 이 병은 속을 너무 많이 끓여서 생긴 겁니다. 그러니까 어려우시더라도 마음을 편히 먹는 게 중요합니다."

이쯤 되면 대부분 체념한 듯 속사정을 털어놓습니다.

"실은 ……남편이 바람나서 3년 전부터 집에 안 들어와요. 그것 때문에 속이 좀 상하긴 했어요. 그래도 지금은 다 포기했어요. 근데 그게 병이 된 모양이지요?"

'바람'이라는 말은 여러 가지로 쓰입니다. 봄에 살랑살랑 부는 것도 바람이고, 노인들이 한쪽 팔다리를 못쓰게 되는 것도 '바람 맞았다(중풍)'고 합니다. 또 임자 있는 여자나 남자가 다른 여자나 남자하고 눈이 맞아서 이러쿵저러쿵하는 것도 바람입니다. 원래 바람이란 공기의 흐름을 말하는 것입니다. 공기가 한곳에 머물러 있지 않고 다른 쪽으로 이동하면서 바람이 생깁니다. 그러므로 바람이란 '변화'를 말하는 것이며, 그 반대는 '고정'입니다. 바람 자체는 차지도, 덥지도 않습니다. 다만 그것이 찬 기운과 결합하느냐 뜨거운 기운과 결합하느냐에 따라 덥기도 하고 시원하기도 한 것입니다.

자기 짝이 아닌 다른 상대와 딴짓을 하는 사람을 '바람난 녀석', '바람둥이' 하고 부르는 것은 일리가 있습니다. '바람기가 있다'는 것은 남녀 관계에서 하나의 짝에 고정되는 것을 싫어하고 자꾸만 새로운 변화를 찾아서 새 상대를 찾아 나서는 경향이라고 볼 수 있으니까요.

바람기가 많다고 항상 나쁜 것은 아닙니다. 모험심이 많은 사람, 고정적인 관습에 얽매이지 않고 새로운 발명품이나 새로운 이론을 개발하는 사람은 모두 바람기가 많은 것입니다. 물론 이성 관계에서의 바람기와는 성질이 좀 다르지만.

그럼 바람과 중풍은 어떤 관계가 있을까요?

가끔 달리는 차에서 창문을 열어 놓고 자다가 얼굴 한쪽이 마비되고 비뚤어졌다는 사람을 봅니다. 또 우리는 바람이 아주 심한 날, 오랫동안 밖에서 돌아다니면 얼굴이 얼얼해서 남의 살처럼 느껴지는 경험을 하기도 합니다. 바람이 작용하면 우리 몸은 일종의 마비를 일으킵니다. 마비란 제 기능을 하지 못하고 멍청하게 되어 버리는 상태를 말합니다. 한의학에서 풍(바람)은 몸의 어느 한군데기 마비를 일으키는 병을 말합니다. 얼굴이건 팔다리건 간에 갑자기 제 기능을 하지 못하게 된 것을 풍이라고 부릅니다. 중풍은 '풍(바람)에 맞았다'는 뜻인데, 풍이라는 병을 일으키는 기운(사기)에 몸이 적중되었다는 의미입니다.

또 바람은 한군데 머무르지 않고 자꾸 변화하는 속성을 가졌습니다. 그래서 우리 몸에서도 한군데 머무르지 않고 이곳저곳 옮겨 다니면서 아픈 병에는 '풍'자를 붙여서 설명합니다.

4. 병의 여섯 가지 원인

한의학에서는 병의 원인을 이같이 '자연 현상'을 가지고 설명합니다. 병의 원인이 되는 자연 현상은 주로 여섯 가지로 이야기되는데, 그것을 '육음(六淫)'이라고 합니다. '음'은 '방탕하다, 어지럽다'는 뜻이므로 '육음'은 '우리 몸을 어지럽히는 여섯 가지'라는 말입니다. 육음은 풍(風:바람), 한(寒:찬 기운), 서(暑:후텁지근한 기운), 습(濕:습기), 조(燥:건조한 기운), 화(火:뜨거운 기운)를 가리킵니다. '육기'라는 말도 있는데, 육기는 자연계 가운데 있는 정상적인 자연 현상을 말하고, 그 정상적인 자연 현상이 사람 몸에 작용해 병을 일으킬 때 그것을 육음이라고 합니다.

여기서 한 가지 주의할 것이 있습니다. 육음이라고 할 때, 그것이 꼭 외부에서 몸 안으로 침투한 것(감염성)만을 말하는 것이라고 생각할 수 있으나 육음은 오장육부의 부조화로 내부에서 발생한 병에도 똑같이 적용됩니다.

육음을 이해하면 한의학에서 설명하는 병의 '이름이나 원인'을 이해할 수 있게 됩니다. '위에 열이 많다', '비에 습이 있다'는 식의 표현은 모두 육음의 개념을 오장육부에 적용한 것입니다.

앞에서 오행을 이야기할 때, 한의학은 우리 몸이 돌아가는 원리나 병의 원리를 다섯 가지 속성으로 설명한다고 했습니다. 그러면 육기(육음)와 오행은 어떤 관계가 있을까요? 오행이 흑백 텔레비전이라면 육기는 컬러 텔레비전쯤 된다고 쉽게 이해하면 됩니다. 오행과 육기는 서로 다른 문제가 아니라 한 가지 문제이며, 오행이 사물의 속성을 포괄적·추상적으로 표현하는 것이라면 육기는 구체적으로 알기 쉽게 표현하는 것입니다.

그러면 이제부터 육기(육음)를 하나하나 알아보겠습니다.

풍

봄바람이라는 말도 있듯이 풍은 봄의 주요 기운입니다. 풍은 **빠르**

표 2

오행	목	화	토	금	수
육기	풍	화, 서	습	조	한

다, 가볍다, 마비를 일으킨다는 속성이 있습니다. 그러므로 우리 몸의 겉(피부)이나 상부에서 일어나는 병, 마비나 경련 질환과 관련됩니다. 구체적으로 피부병, 폐나 간에 관련된 병(폐는 몸의 가장 상부에 있고 피부와 관련됨), 얼굴, 땀샘, 귀, 코, 입, 눈, 팔다리가 마비되는 증세나 경련(바람이 불면 나뭇가지가 흔들리는 현상과 비슷하지요) 등이 풍과 관련됩니다.

예를 들어 얼굴이 한쪽으로 돌아가는 병을 '와사풍(喎斜風)'이라고 부릅니다. '와사'란 한쪽으로 비뚤어졌다는 뜻이므로, 풍이라는 사기(병을 일으키는 기운)가 들어와 와사를 일으켰다는 뜻이지요. 또 아이들이 갑자기 사지를 떨면서 눈이 뒤집히는 것을 '경풍(驚風)'이라고 하고, 간이 어떤 풍병을 일으킨 원인이 되었을 때 '간에 바람이 들었다'고 하는 것은 모두 풍의 속성에서 나온 것입니다.

한

한은 겨울의 주요 기운이며, 대개 풍사(풍이라는 사기)와 쉽게 결합됩니다(풍한사). 한의 가장 중요한 속성은 춥게 한다는 것입니다. 한은 모든 것을 수축시켜서 정상적인 움직임을 억제하고, 그럼으로써 활동력 감퇴, 사지의 수축, 경락의 흐름을 억제합니다. 몸에서 느끼는 반응은 이렇습니다. 추위를 많이 타고, 따뜻한 물을 마시고 싶고, 따뜻한 곳에 있고 싶으며, 얼굴은 창백하고, 경락이 수축해 기가 잘 통하지 않으므로 군데군데 통증을 느낄 수 있습니다.

우리가 '냉하다'는 말을 가끔 쓰는데, 그 말은 차다는 말과 같은 것으로 한사가 몸에 있다는 뜻입니다. 손발이 찬(수족이 냉한) 것은 손발에 흐르는 경락에 기와 혈이 제대로 통하지 않는다는 것이며, 그 이유는 한사로 말미암아 경락의 기능이 억제되고 있기 때문입니다. 또 감기가 들었을 때 온몸이 으슬으슬 추운 것도 외부에서 한사가 침입했기 때문입니다. 그러면 몸이 으슬으슬 추우면서 열이 날 때는, 뜨거운 기운과 한사가 같이 침입한 것일까요? 그렇지는 않습니다. 무조건 몸에서 일어나는 반응을 보고 기계적으로 대입해서는 안 됩니다. 감기 몸살이 나서 오한과 열이 동시에 생기는 이유는, 대개 한사가 침입해 오한이 나고 또 정기(저항력)가 한이라는 사기에 대항해 서로 싸우기(정사 투쟁) 때문에 열이 나는 것입니다. 그런데 그 정기가 열의 성격을 가지게 되면, 열이 더욱 많이 나게 됩니다.

서

서는 한여름의 기운이며, 흔히 '더위 먹었다'고 할 때의 바로 그 기운을 말합니다. 서기가 몸에 들어오는 병은 그리 흔하지는 않습니다. 서기가 들어왔을 때의 반응은 이렇습니다. 온몸에 고열이 나고, 갈증이 심하며, 땀이 줄줄 흐르고, (열이 심장을 자극하므로) 가슴이 답답하고, 머리가 아픕니다. 서기는 뜨거운 성질을 가졌기 때문에 몸 속에서 모든 기능을 항진시키는데, 특히 본래 열의 성질을 가진 심장이나 심포에 영향을 많이 미치게 되어 이런 증세를 일으키는 것입니다.

한여름에 뙤약볕을 쬐면서 일이나 운동을 하다가 갑자기 쓰러지는 것도 서기에 몸을 상했기 때문입니다.

습

습은 한여름이나 날씨가 흐릴 때 습기가 많은 것 같은 기운입니다. 비 오기 전 날씨가 흐릴 때 우리는 어떤 느낌을 받나요? 온몸이 찌뿌드

드하고 기분이 무겁고 또 왠지 답답하기도 하고 은근히 짜증이 나기도
하지요.

습이란 바로 그런 것입니다. 습은 풍과 정반대로, 무겁고 정체되고
혼탁하고 고정되는 속성을 가지고 있습니다.

습기가 우리 몸에서 일으키는 반응은 이렇습니다. 사지가 무겁고 저
리는 증세, 무언가가 머리를 덮고 있는 것처럼 무겁고 답답한 증세, 진
물이 나거나 물집이 잡히는 증세, 소화가 안 되는 증세(습과 비는 오행
의 토에 속하므로 소화에 관련된 증세가 나타납니다), 관절이 붓는 증
세, 살이 찌고 몸이 붓는 증세 등.

풍이 몸의 상부에서 병을 일으키는 반면, 습은 몸의 하부에서 주로
병을 일으킵니다.

물만 먹어도 살이 찐다고 호소하는 사람은 몸에 습이 대단히 많은
상태입니다. 이런 경우 살을 빼기 위해서는 습을 제거하는 치료를 하
게 됩니다. 또 팔다리의 관절이 붓고 아픈 것도 습이 있기 때문입니다.
소화 불량 증세가 있는 사람은 날씨가 흐리거나 습기가 많으면 잘 체
하고 소화가 더 안 됩니다. 이것은 외부의 습이 몸 속의 비, 위에 있는
습을 더욱 증가시키기 때문입니다.

조

조는 가을의 건조한 기운입니다. 가을이 되면 정부에서는 '산불 예
방 강조 기간'을 정하고 화재 방지 캠페인을 벌입니다. 건조한 상태는
열에 약한데, 이것을 오행으로는 '화극금'이라고 합니다.

조사가 몸에 들어왔을 때의 반응은 이렇습니다. 딱딱하게 굳는 증
세, 피부가 거칠고 건조한 증세, 입술이나 목구멍, 안구 등이 마르는
증세, 피부가 갑옷처럼 각질화되는 증세, 마른기침 등.

가을이 되면 피부가 거칠어지는 것도 피부를 담당하는 폐에 조사가

들어오기 때문이며, 마른기침을 하면서 살이 마르고 피로한 증세를 나타내는 것도 폐에 조사가 들어왔기 때문입니다.

화

화는 불처럼 뜨거운 기운을 말합니다. 불은 '활동성'을 속성으로 하기 때문에 모든 기능을 활성화시킵니다. 그런데 너무 지나치게 활성화시키면 병이 됩니다. 활성화가 지나치면 흥분되고 정상 기능을 넘어서서 항진시키게 되는 것입니다.

화사가 우리 몸에 들어와 일으키는 반응은 이렇습니다. 덥다는 증세, 얼굴로 열이 올라오는 증세, 두통, 얼굴이 상기되고 붉어지는 증세, 소변이 진해지고 붉어지는 증세, 열이 나거나 곪는 증세, 심한 갈증 등.

예를 들어 어떤 사람이 갑자기 고열이 나면서 목이 심하게 아파 오고 얼굴은 상기되었다면, 이 사람은 몸에 화(열)가 있는 것입니다. 또 얼굴에 뾰루지 같은 것이 많이 났는데 그것이 노랗게 곪아 있는 상태라면 속에서 열이 올라왔기 때문입니다.

5. 건강하려면 '잘' 먹어야

언젠가 한 미국 교포 의사가 건강을 위해서는 채식만 하는 것이 절대적으로 필요하다는 주장을 펴 굉장한 반향을 불러일으킨 적이 있었습니다. 그 사람의 강의가 텔레비전에서 방영된 후, 전국의 정육점들이 울상을 지을 정도로 고기에 대한 거부감이 확산되었습니다.

순 채식만을 하는 것이 좋은가, 고기를 적당히 먹는 것이 좋은가 하는 문제는 사실 전문가들 사이에서도 논란이 많은 부분이며, 쉽게 단정할 성질의 것은 아닙니다. 그러나 분명한 것은 어떤 음식을 어떻게 먹는가 하는 문제가 건강과 깊이 관련되어 있다는 사실입니다. 그것은 우리가 살아 움직이는 정기(에너지)가 음식과 공기에서 나오기 때문입니다. 정기는 곧 생명력입니다. 그러므로 그것의 원료인 음식과 공기가 좋지 않으면 사람은 당연히 건강할 수 없을 것입니다. 다시 말해서 음식이 공기와 더불어 정기를 만드는 원천이지만, 반대로 병을 만드는 사기의 원천이 되기도 합니다.

그러면 무엇을 어떻게 먹어야 정기가 되는 것일까요?

한의학에서는 일반적으로 설익은 음식, 찬 음식, 불결한 음식, 자극성 있는 음식을 먹거나 과음, 과식하면 사기가 된다고 말합니다. 지극히 상식적인 이야기지만 이 상식적인 것을 지키지 못해 병이 나는 사람은 수없이 많습니다. 체질 의학적인 관점에서 음식을 가려 먹는 이론도 있지만, 그 이야기는 사상 체질 의학 부분에서 자세히 하기로 하겠습니다.

장수의 비결

그러면 실제로 세계 3대 장수촌 사람들의 생활과 음식은 어떨까요? 세계적으로 이름난 장수촌은 ① 과거 소련의 카프카스 산맥에 있는 그루지야, 아부하지야 지방 ② 파키스탄 서북 지역의 카라코룸 산맥에 있는 훈자 지방 ③ 에콰도르의 안데스 산맥에 있는 빌카밤바 지방 등입니다. '장수학'을 연구하는 많은 학자들이 이 지역에 대한 구체적인 실태 조사를 벌인 결과 다음의 6가지를 장수의 조건으로 정리했습니다.

1) 지역적으로, 높은 산으로 둘러싸인 고산 지대이다(해발 1,500m~ 2,500m).

2) 유전적인 체질이 튼튼하다. 기압이 낮고 산소가 부족한 지역에서
험한 일을 하면서 단련되어 온 강한 체질과 오랜 시간 동안 외적
의 침략에 맞서 싸워 온 용사들의 자손이다.

3) 주로 잡곡을 많이 먹는다. 동물성 지방의 섭취량이 적고 과일, 채
소를 많이 먹으며 비타민이 풍부한 식사를 한다.

4) 모두 술을 담가서 마신다(포도주, 살구주).

5) 우물이나 냇물 또는 빙하 녹은 물을 마시는데 철분을 비롯한 많
은 광물질이 들어 있다.

6) 늙어도 활동력이 있어서 계속 일을 한다. 예를 들어 그루지아에
서는 80살 이상 노인의 60%가 들에서 일을 한다.

이 중 식사와 물, 술은 음식의 범위에 포함시킬 수 있는 것이므로 여
기에 대해 좀더 자세히 알아보겠습니다. 주식은 밀이나 강냉이를 거칠
게 빻은 것이고, 푸른 야채나 산나물(약초 포함), 과일을 풍부하게 먹
으며, 감자와 콩 종류도 늘 먹습니다. 훈자 지방에서는 살구를 주식처
럼 먹는데, 씨까지 먹습니다. 또 우유나 우유 제품을 많이 먹는데 흔히
젖소, 양, 염소, 말의 젖을 먹습니다. 고기는 조금씩 먹는 것으로 나타
났습니다.

술은 포도로 담가서 마시는데, 금주 국가인 파키스탄에서는 살구로
만든 훈자파니를 적당히 마시는 것으로 알려지고 있습니다. 물은 모두
자연적인 물을 마심으로써 풍부한 광물질을 흡수하는 것으로 나타났
습니다.

장수촌 연구 자료들을 통해 우리는 음식과 관련해서 다음과 같이 잠
정적인 결론을 이끌어 낼 수 있습니다.

첫째, 자기 땅에서 제철에 나는 신선한 곡식과 야채를 먹어야 한
다.

둘째, 물은 자연수를 마셔야 한다.

셋째, 술은 조금씩 마시면 괜찮다.

넷째, 잡곡이나 과일을 가공하지 않은 상태(껍질까지)로 많이 먹어야 한다.

다섯째, 고기는 조금씩 먹어도 된다.

이 결론을 보면서 두 가지 생각이 듭니다. 하나는 이 다섯 가지가 웬만한 사람은 이미 다 알고 있는 너무나 상식적인 것이라는 점이고, 다른 하나는 우리의 사회 조건상 이런 평범한 결론을 실천하는 것이 쉽지 않다는 것입니다. 봇물 터지듯 밀려들어오는 외국산 농수산물들, 물도 마음놓고 먹을 수 없는 환경 오염, 생태계 파괴…….

이렇게 보면 건강이라는 것이 단순히 개인적인 차원이나 의학적인 차원에서만 해결될 문제는 아니고, 우리 모두가 함께 노력해야 할 과제임을 알 수 있습니다. 사회가 건강해야 개인의 건강도 지켜질 수 있는 것입니다.

6. 사람의 일곱 가지 마음

사람이 가진 감정의 종류는 몇 가지나 될까요? 한의학에서는 '칠정(七情)'이라고 해 일곱 가지로 나눠서 말합니다. 기뻐서 웃는 것(喜), 화 내는 것(怒), 무슨 걱정거리가 생겨 우울한 것(憂), 어떤 일이 안 풀려 골똘히 생각하는 것(思), 사랑하는 사람이 죽었을 때 느끼는 슬픔(悲), 월하의 공동 묘지 같은 공포감(恐), 갑자기 예측하지 못한 일이 일어났을 때 깜짝 놀라는 것(驚).

이렇게 일곱 가지 감정이 우리의 일상 생활 속에서 시시각각 변하는 것입니다. 그러면 일곱 가지 감정이 우리 몸에서 일으키는 변화에 대한 한의학의 설명을 들어 봅시다.

> 노하는 감정은 기를 위로 치밀어 오르게 한다.
> 기쁨은 기를 느슨하게 한다.
> 슬픔은 기를 소모시킨다.
> 공포는 기를 흐르지 않게 한다.
> 생각함은 기를 맺히게 한다.
> 놀람은 기를 어지럽게 한다.
> 우울함은 기를 가라앉게 한다.

사람이 가진 모든 감정은 기(氣)의 변화를 일으킵니다. 이는 곧 감정의 변화가 단순히 감정으로 그치는 것이 아니라 신체에 직접 영향을 미치는 중요한 것이라는 말입니다. 흔히 정신적인 문제와 신체적인 문제를 따로따로 생각하고, 신체적인 차원에서만 병의 원인을 파악하려 하기 쉬우나 한의학에서는 감정적 차원의 원인과 음식이나 외상 같은 물질적 차원의 원인을 구분하지 않고 모두 기의 변화로써 설명합니다.

위의 이론대로라면 아무 감정이 발동하지 않은 상태가 가장 좋은 것입니다. 기쁘지도 않고 슬프지도 않고 생각하지도 않고 화가 나 있지도 않고 ……이런 상태가 과연 가능할까요? 물론 세상을 살아가는 보통 사람으로서는 불가능합니다. 그렇다면 중요한 것은 여러 감정 상태의 조화라고 할 수 있습니다. 특별한 한 가지 감정 상태로 치우치면 그것이 곧 기의 편중된 흐름을 조장하고 오장육부의 변화를 일으켜서 병을 유발하기 때문입니다.

희　　우리가 날마다 웃으며 즐겁게 산다면 얼마나 좋을까요?

하지만 사람이 계속 기뻐서 웃기만 한다면 그것도 병이 됩니다. 어쩌다 재미있는 일이 있어서 배꼽이 빠지도록 실컷 웃고 났을 때 사지의 기운이 쭉 빠지는 경험을 한 적이 있을 것입니다. 또 인기 가수의 콘서트에 모여든 청중들이 너무 흥분한 나머지 옷을 벗어 던지고 실신하기도 하는 등 광적인 반응을 보이는 것도 기쁨이라는 감정이 과도하게 몸에 작용했기 때문입니다.

노　　늘 화를 내거나, 화가 나는데 눌러 참아야만 하는 사람은 화병에 걸리게 됩니다. 옛날에는 화병이 까다로운 시어머니 밑에서 몇 년씩 시집살이 한 며느리들에게서 주로 생겼는데, 요즘에는 남편의 바람기 때문에 속썩는 아내들이나 스트레스에 시달리는 직장인들에게도 많이 생깁니다. 화병의 증세는 흔히 이렇습니다. 가슴이 두근거리거나 뻐근하고 답답하며, 얼굴로 열이 확 달아오르기도 하고, 이유 없이 불안하고 심하면 불면증도 생기며, 늘 소화가 잘 안 됩니다.

사　　늘 한 가지 생각에 몰두하면 기(氣)가 맺힌다고 합니다. 이렇게 되면 소화가 잘 안 되고 식욕이 떨어지며 가슴이 답답해지는 증세가 나타납니다. 누군가를 미치도록 사랑하는데 그 뜻을 이루지 못해 이른바 '상사병'에 걸린 사람이 바로 이런 경우라고 하겠습니다.

비　　큰 슬픔에 빠져 그것이 지속될 때는 가슴속에 열이 쌓여 가슴이 답답해지면서 숨을 쉬기가 어려워집니다. 그렇게 되면 전신에 기를 공급하는 폐에 영향을 미치게 됩니다. 기가 전신에 제대로 공급이 안 되니까 점차 기가 소진될 수밖에 없는 것입니다.

우　　우울할 때 기가 가라앉는 현상은 누구나 느껴 본 경험이 있을 것입니다. 어딘가 모르게 기분이 처져 있으면서 별로 말이 없는 사람을 보고 '침울(沈鬱)'하다고 하는데, 그 뜻은 기분이 '가라앉고' 울적하다는 것입니다. 우울한 감정은 식욕을 떨어뜨리고 기운을 가라앉게 해 매사에 의욕을 잃게 만듭니다.

공　　우리는 공포감을 느낄 때 머리카락이 곤두서고 심장이 곧 멈추어 버릴 것 같은 기분을 경험합니다. 공포감은 오장 가운데 신과 관련이 있습니다. 신은 정을 간직하는 곳인데, 공포감으로 말미암아 정이 소모되고 그럼으로써 하초와 상초의 기의 흐름이 멈추는 결과를 가져

옵니다. 이런 것을 보고 "공포는 기를 흐르지 않게 한다"고 말하는 것입니다.

경   갑작스레 누가 죽었다거나 잠을 자는 동안 집에 불이 났다거나, 전혀 예상하지 못한 일이 갑자기 터졌을 때 우리는 깜짝 놀랍니다. 그럴 때 대부분의 사람들은 무엇을 어떻게 해야 할지, 어디서부터 일을 시작해야 할지 몰라 우왕좌왕합니다. 이런 경우를 한의학은 정신작용을 총괄하는 심장의 기가 흐트러지기 때문이라고 설명합니다.

마음에서 오는 병

머리 쓰는 일을 주로 하는 정씨가 속이 아프고 소화가 잘 안 되어서 병원엘 갔습니다. 그런데 위 내시경 검사와 엑스레이를 찍어 본 의사가 이렇게 처방했습니다.

"몸에는 아무 이상이 없습니다. 신경성으로 아픈 거니까 너무 신경 쓰지 않도록 주의하세요."

'신경성'이라는 표현은 엄밀하게는 '심인성(心因性 : 마음에서 유발된 것)'이라는 것인데, 바로 한의학의 칠정과 관련되는 단어입니다. 양의학의 심인성이라는 말은, 일단 우리 몸을 마음과 신체로 구분한 상태에서 나오는 개념입니다. 즉 양의학에서 말하는 질병의 기본 개념은 신체의 이상이 손으로 잡히거나 눈으로 확인되는 상태만을 말합니다. '어떤 환자가 위가 아프고 소화가 안 된다고 할 때 위를 검사했는데도 아무런 이상을 발견하지 못했다 → 그럼 이 환자의 불편감은 어디서 오는 것이냐? → 마음에서 오는 것이다.' 이렇게 보는 것입니다.

하지만 한의학의 관점은 다릅니다. 환자가 위가 아프고 소화가 안 되는 불편감이 있을 때, 그 환자가 의도적으로 거짓말을 하고 있지 않다면 이는 기(氣)의 이상이라고 봅니다. 위를 검사해서 이상이 나오든 나오지 않든 그것과는 상관없이 불편감을 느낀다는 사실 하나만으로 이상이 있다고 보는 것입니다. 이게 무슨 뜻일까요? 검사에서 이상이 나오지 않는 것은, 실제로 이상이 없어서라기보다는 기의 변화를 아직까지 기계로 잡아내지 못할 뿐이라는 말입니다. 눈에 보이는 신체적인 이상도 결국 기의 변화이며, 눈에 보이지 않는 이상도 기의 변화입니다. 기의 변화라는 측면에서 볼 때는 아무런 차이도 없고, 다만 그 정도의 차이나 변화하는 모습의 차이가 있을 뿐입니다.

한의학에서는 이처럼 모든 현상을 기의 변화로 설명합니다. 칠정도 그런 의미에서 단순히 마음의 이상에 그치는 것이 아니고, 신체적인 이상으로 직접 연결되는 구체적인 병의 원인입니다.

7. 몸 속을 떠도는 불순물들

'담 결린다', '담 들렸다', '담 붙었다'.

특별히 어디에 부딪힌 것도 아닌데 갑자기 등이나 어깨가 결려 숨도 못 쉴 지경이 되었을 때, 또는 결리는 통승이 여기서기로 돌아다닐 때 우리는 보통 이렇게 말합니다.

이런 통증들은 몸 속에 '담(痰)'이라는 것이 있어서 일어납니다. 담은 간단히 말해서 '몸에 필요하지 않은 불순한 물질'들을 전체적으로 가리키는 말입니다. 기침할 때 나오는 가래도 담이라고 하는데, 가래 또한 우리 몸에 필요하지 않은 물질 가운데 하나입니다.

담은 수분과 음식물의 소화 흡수 과정에 장애가 일어나 생깁니다. 수분과 음식물의 대사 과정 중 담을 생산하는 것과 밀접한 관련이 있는 곳은 비와 폐입니다. 위에서 음식물을 받아들여 일차 소화를 시켜서 소장으로 보내면, 소장에서 맑고 순수한 기와 거칠고 탁한 기를 가르고, 그 가운데 순수하고 맑은 기를 비가 받아서 폐로 보내는데, 이 과정에서 비가 제 기능을 못하면 맑고 순수한 기를 흡수해 폐로 보내는 것이 아니라 불순한 담을 만들어 폐로 보내게 됩니다.

그래서 비는 '담을 생산하는 원천', 폐는 '담을 저장하는 장소'라는 불명예스런 별명을 가지고 있습니다. 오랫동안 가래가 나오는 사람이 소화가 잘 안 되는 음식을 먹거나 과식을 한 후에 자면 아침에 가래가 더 많이 나옵니다. 이것은 바로 비, 폐와 담의 관계를 잘 드러내는 현상입니다.

여기서는 사기(邪氣)의 하나로서 담을 설명하고 있지만, 담은 근본적인 병의 원인이라고 할 수는 없습니다. 왜냐하면 담은 비의 기능에 이상이 와서 생겨난 물질로서, 근본 원인은 비의 기능에 있기 때문입니다. 그런데도 담을 병의 원인으로 보는 이유는, 담이 몸 속에 많이 쌓이면 또 다른 병을 이차적으로 불러일으키는 원인이 되기 때문입니다. 갑자기 등이나 어깨가 결리는 것이 바로 그러한 현상입니다. 담이 많이 쌓여서 그것이 몸 속을 돌아다니다가 기의 순환을 방해해 통증을 일으키는 것입니다.

담이 있을 때 일어나는 증세는 이렇습니다. 가래와 기침, 숨이 차는 증세, 속이 울렁거리고 구역질이 나는 증세, 차멀미, 어지럼증, 갑자기 이곳저곳 결리는 증세 등. 그리고 담이 심의 기능에 장애를 일으키면 정신 이상이나 혼수 상태, 헛소리 등의 증세가 나타납니다.

중풍 환자가 혼수 상태에서 그르렁그르렁 가래 끓는 소리를 내는 것도 담의 증세이며, 갑자기 쓰러지면서 가래와 거품을 내놓고 정신을 잃는 증세도 담이 있는 현상입니다. 담을 치료하기 위해서는 그것을 계속 생산해 내는 비를 치료하지 않으면 안 됩니다. 따라서 오랫동안 가래가 목에서 그르렁거리는 경우도 비를 함께 치료하는 방법을 써야 할 것입니다.

8. 피가 뭉치면 병이 된다

유난히 멍이 잘 드는 사람이 있습니다. 살짝 부딪히기만 해도 금세 멍이 들고, 특별히 다친 기억도 없는데 목욕할 때 보면 몸의 여기저기에 시퍼렇게 멍든 자국이 있습니다.

이런 증세는 '어혈(瘀血)'이 있을 때 나타나는 증세입니다. 어혈이란 '혈(피)이 제대로 순환되지 않고 뭉친 것'을 말합니다. 어혈은 왜 생겨날까요? 우선 교통 사고나 추락 사고 등으로 몸을 어딘가에 부딪혀서, 또는 큰 수술을 한 후유증으로 생겨나는 것이 있습니다. 그런가 하면 혈의 순환에 관여하는 심, 간, 비 같은 기관들의 이상으로 어혈이 생기기도 합니다. 특히 여성들의 경우, 스트레스가 심해지면 월경의 색이 검어지고 통증이 심해지는 것도 어혈의 증세입니다.

어혈도 담과 마찬가지로 그 자체가 병의 일차적 원인은 아닙니다. 외상이나 수술, 정신적 긴장 등으로 말미암아 생기는 이차적 물질인 것입니다. 그렇지만 어혈도 몸의 이곳저곳에 뭉치면서 또 다른 병을 만들어 냅니다.

어혈이 있을 때 생기는 증세는 이렇습니다. 멍이 잘 드는 증세, 얼굴색이 검어지는 증세, 혀나 손톱에 푸르스름한 반점이 생기는 증세, 왼쪽 아랫배를 누를 때 통증이 오는 증세, 배꼽의 왼쪽 가장자리를 누르면 덩어리가 잡히고 아픈 증세, 월경 주기가 불규칙해지거나 월경의 색이 검어지고 덩어리가 나오는 증세, 월경통이 심해지는 증세 등.

그런가 하면 체질적(선천적)으로 멍이 잘 드는 사람도 있습니다. 이런 사람은 물론 후천적으로 생긴 어혈은 아니지만, 분명히 어떤 외상이나 수술, 정신적 긴장 등 어혈이 생길 만한 원인이 있을 때 남보다 어혈이 더 쉽게 생깁니다. 그러므로 이런 사람은 발목을 삐거나 외상을 입었을 때 회복이 느립니다. 어혈의 치료는, 뭉친 어혈을 풀어헤치는 방법과 그 원인이 되는 문제를 치료하는 방법을 동시에 씁니다.

9. 변강쇠야, 자랑 마라

지금까지 사기가 될 수 있는 여러 원인들에 대해 알아보았는데, 이 밖에 과도한 성생활, 기생충, 외상 등도 병을 일으키는 원인이 됩니다. 그 가운데 성생활에 대해서만 잠깐 언급해 보지요.

성생활이 병의 원인이 된다고 할 때 얼른 생각나는 것이 에이즈나 매독, 임질 같은 비정상적 성관계로 인해 생기는 병들인데, 정상적인 부부간의 성생활도 병을 일으킬 수 있습니다. 사람은 누구나 성적 욕구가 있는데, 절제 없이 그 욕구만을 따르면 많은 문제를 일으킵니다. 맛있는 음식을 식욕대로 계속 먹었을 때 탈이 날 수밖에 없는 것과 마찬가지입니다.

성기능과 직접 관련되는 기관은 신(腎)인데, 한 번의 성관계는 신에 저장되어 있는 정(精)을 매우 많이 소모시킵니다. 신의 정은 우리 몸의 기(에너지)가 농축된 상태이며, 기의 원료가 되기도 합니다. 그러므로 정을 소모시키는 것은 몸의 정기를 소모시키는 것과 같습니다. 과도하게 정을 소모시켰을 때 일어나는 증세는 이렇습니다. 허약증, 허리나 무릎의 시큰거림, 정액의 누설(유정), 정신이 흐려지고 기력이 쇠약해짐, 어지럼증 등. 이는 주로 신의 음기가 소모되었을 때 나타나는 증세들로서 남성들에게 주로 나타납니다.

여성들도 물론 과도한 성관계로 말미암아 이 같은 증세가 나타날 수 있지만 남성에 비해서는 덜합니다. 여성들은 성관계보다는 출산을 많이 하거나 임신 중절 수술을 많이 하면 이런 증세가 나타날 수 있습니다. 거기다가 여성들은 월경이 없어지거나 양이 적어지는 증세, 대하 등이 동반되기도 합니다.

5장

병을 아는 방법

1. 한의사와 부채 도사

"어디가 불편하세요?"

"그냥 맥 좀 보려고요. 선생님이 맥을 용하게 잘 보신다고 해서요."

"아, 그러세요? 어디가 어떻게 불편하신데요?"

"그냥 맥 좀 봐 주세요."

"?!"

이제서야 이 환자가 원하는 것이 무엇인지를 알아차렸습니다. 자기 증세에 대해서는 아무 말도 안 한 채 손만 내밀고는 '어디 얼마나 잘 하는지 한번 보자' 하고 의사를 시험해 보려는 것입니다. 이럴 때면 제가 마치 미아리 운명 철학원의 부채 도사라도 된 듯한 기분이 듭니다. 이런 환자가 흔하지는 않지만 어쩌다 한 번쯤은 만나게 되는데, 썩 유쾌하지는 않은 일이지요.

흔히 한의사가 진찰하는 것을 '진맥(診脈)'한나고 합니다. 진맥이란 맥을 진찰한다는 뜻입니다. 사실 진맥은 한의사의 진찰 행위 중 하나일 뿐입니다. 그런데도 흔히 진맥이 한방 진찰의 전부인 것처럼 생각하고, 앞서 예를 든 환자처럼 진맥 하나로 자기의 모든 병을 진찰해 달라고 하는 이유는 진맥이 그만큼 난이도 높은 기술이기 때문일 것입니다. 게다가 일부 한의사들이 자신의 진맥 기술을 자랑하기 위해 환자에게 아무 것도 물어 보지 않고 점치듯이 증세를 알아맞히는 풍조도 이런 현상을 만드는 원인이 되었을 것입니다.

하지만 자신의 증세를 가장 잘 아는 사람은 자기 자신입니다. 그러므로 정확한 진단을 받기 위해서는 의사에게 증세를 자세히 설명하는 것이 좋습니다.

2. 편작의 진찰법

한방에는 진맥 외에 환자의 얼굴이나 외형을 보고 진찰하는 '망진(望診)'이 있습니다. 망진도 매우 어렵고 중요한 기술인데, 사마천의 『사기』에 명의 편작의 망진 기술에 관한 설화가 나옵니다.

편작이 제나라를 지나게 되었는데, 제나라 환후가 그를 초대했다. 조정에 들어가 환후를 뵌 편작은 대뜸 이렇게 말했다.

"후께서는 병이 주리(腠理: 살갗, 즉 병의 초기라는 뜻)에 있습니다. 치료하지 않으면 깊어질 것입니다."

환후가 말했다.

"나에게는 질병이 없다."

편작이 물러나자 환후가 주위 신하들에게 말했다.

"저 의사가 이익을 좋아하는군. 병이 없는 사람을 치료해 공명을 세우려 하다니."

5일 후 편작이 다시 환후를 뵈었다.

"후께서는 질병이 혈맥(조금 더 진전된 상태)에 있습니다. 치료하지 않으면 깊어질까 두렵습니다."

환후가 불쾌해 하며 말했다.

"나에게는 질병이 없다."

다시 5일이 지나자 편작은 환후를 찾아갔다.

"후께서는 병이 장과 위 사이에 있습니다. 치료하지 않으면 깊어질 것입니다."

환후는 너무 괘씸해서 대답도 하지 않았다.

다시 5일이 지난 후 편작은 환후를 뵈었다. 그런데 이번에는 환후를 보자마자 달아나 버렸다.

환후가 사람을 시켜 달아난 이유를 묻자 편작은 이렇게 대답했다.

"질병이 주리에 있을 때는 탕약이나 위(熨 : 찜질 요법 또는 고약)
로 치료할 수 있고, 혈맥에 있을 때는 금속침이나 돌침으로 치료할
수 있으며, 장과 위에 있을 때는 주료(酒醪 : 청주와 탁주)로 치료할
수 있습니다. 하지만 질병이 골수에 있으면 사명(司命 : 사람의 생명
과 운명을 주관하는 신)일지라도 어쩔 수가 없습니다. 환후의 병은
이제 골수에 있으니 저로서는 치료하자는 말을 꺼낼 수 없었던 것입
니다."

다시 5일이 지나자 환후의 몸에 이상이 왔다. 환후가 급히 편작을
불렀으나 이미 도망친 뒤였다. 마침내 환후는 죽고 말았다.

3. 네 가지 진찰법

한의사의 기본 진찰법은 4단계로 이루어집니다. 이것을 사진(四診 :
네 가지 진찰법)이라고 하는데, 그 과정은 이렇습니다.

망진(望診) : 환자의 상태를 눈으로 보는 것
문진(聞診) : 환자의 상태를 귀로 듣고 냄새 맡는 것
문진(問診) : 환자에게 증세를 물어 보는 것
절진(切診) : 환자의 배를 눌러 보고, 맥을 짚어 보고, 몸을 만져
        보는 것

진맥은 마지막 단계인 절진의 한 부분입니다. 이제 사진 방법을 하
나하나 알아보겠습니다.

망진(望診)

요즘에야 국민 학생들도 미팅을 한다지만, 10년 전만 해도 미팅은 대학생의 특권처럼 여겨졌습니다. 미팅을 하고 오면 친구와 이런 대화를 하게 됩니다.

"얘, 그 사람 인상이 어때?", "어떻게 생겼어? 킹카였어?"

"글쎄, 착하게 생기긴 했는데 어쩐지 좀 답답해 보여.", "으악이야, 사람이 주는 것 없이 밉더라구."

망진은 바로 이런 것입니다. 사람의 모든 상태는 반드시 겉으로 드러난다고 합니다. 우리가 어떤 사람을 판단할 때 인상, 외모 그리고 행동을 보듯이 겉으로 드러난 상태를 체계적으로 관찰하는 것이 망진입니다.

망진을 할 때는 우선 환자의 전체적인 겉모습과 태도, 그리고 겉으로 드러난 정신 상태를 보고, 두번째로는 얼굴색을 봅니다. 그 다음에는 혀를 보는데, 혀 자체와 혓바닥에 낀 설태, 그리고 혀의 움직임이나 모양을 보는 것입니다. 네번째로는 분비물이나 배설물을 봅니다.

겉모습이 마른 사람과 뚱뚱한 사람을 예로 들어 봅시다. 마른 사람은 양적이고, 뚱뚱한 사람은 음적인 경향을 띱니다. 음양론에서 설명한 대로 마른 사람은 뚱뚱한 사람에 비해 상대적으로 활동적이고 성격이 급하고 날카로우며 열이 많을 것입니다. 뚱뚱한 사람은 반대로 정적이고 성격이 느긋하며 열보다는 한(찬 기운)이 많을 것입니다.

태도란 말하는 태도, 걷는 태도, 의자에 앉아 있는 태도 등을 말합니다. 말을 빨리 하거나 진료실 의자에 앉아서 안절부절못하는 사람은 양에 속한다고 보아야 합니다. 또 자신의 증상을 이야기하는데 세월아 네월아 할말 다 하는 사람은 음적인 경향을 가진다고 보아야 합니다.

혀는 오장육부의 상태를 매우 정확하게 드러냅니다. 예를 들어 혀에 누런색 태가 두껍게 끼었으면, 그 사람은 지금 속에 열이 많이 쌓여 있는 상태입니다. 혀가 말라 있고 태가 하나도 없이 빨갛게 되었다면, 몸 속에 혈이나 진액이 매우 부족한 상태입니다.

한의학 고전에는 나오지 않은 것인데, '홍채학(虹彩學)'이라는 것이 유럽, 미국의 의사들 사이에서 응용되고 있다고 합니다. 눈의 홍채(검은자위 부분)를 돋보기로 관찰하거나 사진을 찍어서 관찰하는 방법인데, 이것 또한 우리 몸의 전체적인 상태를 매우 정확하게 드러낸다고 합니다. 우리 몸에는 이처럼 '부분'을 관찰해 '전체'를 알 수 있는 어떤 연결 체계가 있습니다.

사람의 정신 상태도 기본적으로 얼굴에 드러납니다. 결혼 생활을 오래 한 부부는 상대가 거짓말을 하고 있는지 아닌지를 얼굴 표정을 보고 직감적으로 알아차린다고 합니다. 즉 환자의 정신 상태는 자세히 보면 눈빛이나 태도, 전체적인 느낌 등으로 드러납니다.

환자의 분비물이나 배설물에 대한 관찰은 실제 임상에서는 잘 적용되고 있지 않습니다.

그림 1   얼굴과 오장육부의 대응

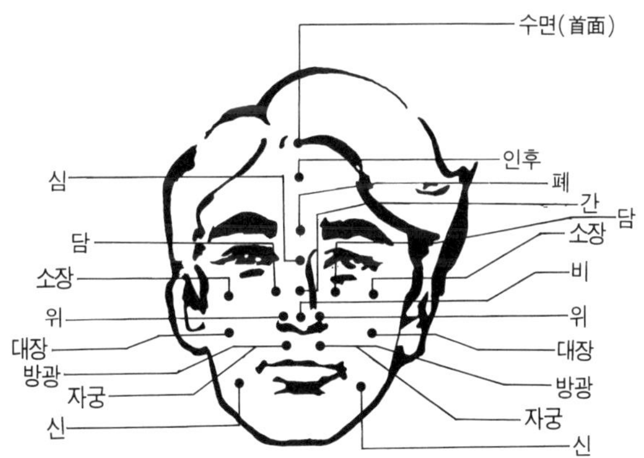

그림 2   혀와 오장육부의 대응

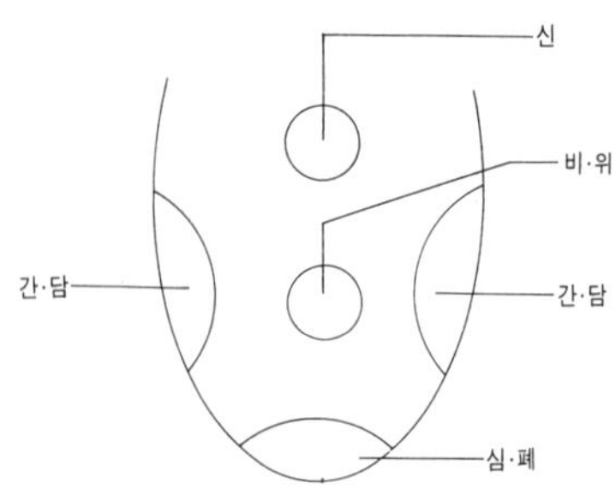

문진(聞診)

우선 환자의 목소리와 숨소리를 듣습니다. 그리고 환자에게서 나는 냄새를 맡습니다. 환자들 가운데는 기운이 하나도 없고 밥맛도 없어서 죽을 지경이라고 호소하면서도 목소리는 카랑카랑하게 힘이 넘치는 사람이 있습니다. 이런 사람은 열이 있거나 양적인 증세입니다. 반대로 목소리에 기운이 하나도 없이 가느다란 사람이 있는데, 이런 사람은 음적이고 한증 상태에 있는 것입니다.

누구나 무슨 일이 잘 풀리면 자기도 모르는 사이에 목소리나 웃음 소리가 커집니다. 기분이 좋아지면 심장의 기가 강화되어 저절로 얼굴이 환해지고 목소리가 커지는 것입니다. 이처럼 목소리 하나에도 오장육부의 상태가 반영됩니다.

기침 소리를 듣는 것도 문진의 하나입니다. 기침 소리가 큰가, 가래 끓는 소리가 같이 나는가 하는 것들도 환자의 상태를 파악하는 하나의 정보입니다.

문진(問診)

이 방법은 환자에게 증세를 물어 보는 것으로, 진찰에서 매우 중요한 비중을 차지합니다. 환자에 따라 여러 방면으로 질문을 하게 되지만 그 가운데 중요한 것을 들면 이렇습니다.

추위를 많이 타는가 더위를 많이 타는가, 두통이 있는가 없는가, 현재 통증이 어느 부위에서 주로 나타나고 있는가, 그리고 그 통증이 어떤 성질을 가지고 있는가, 이를테면 저리는가 콕콕 바늘로 찌르듯이 쑤시는가 아니면 시리면서 아픈가, 그것도 아니면 화끈거리면서 아픈가 하는 식입니다. 그 밖에 대소변의 상태, 식욕과 입맛 등을 물어 보게 됩니다. 문진을 하다 보면 어떤 사람은 왜 아픈 부위와 관계없는 질문을 해대는지 의아해 하기도 합니다. 그러나 한의사의 진찰은 국소적인 이상 상태만이 아니라 몸 전체의 상태에 더욱 관심을 가져야 하기 때문에 이런 방법을 취하는 것입니다. 말하자면 오장육부 가운데 어느 장부들이 부조화를 일으켜 병이 생겼는지를 알아내기 위한 것입니다. 한방 진찰은 몸 전체의 상황을 파악하지 않으면 근본적으로 불가능할 뿐만 아니라 정확한 진찰이 될 수 없습니다.

절진(切診)

절진은 맥을 진찰하는 맥진(진맥), 배를 진찰하는 복진(腹診) 그리고 아픈 부위를 직접 만져 보거나 눌러 보고 관련되는 경혈을 눌러 보는 것으로 이루어집니다. 맥진은 사진 가운데 가장 어렵고 복잡한 과정이며, 섬세한 감각과 풍부한 수련 및 경험을 필요로 합니다.

(1) 맥진

맥진을 할 때는 손목 안쪽(寸口脈이라고 함) 부위에 세 손가락을 올려 놓습니다. 세 손가락으로 짚는 것은 각 손가락마다 오장육부가 대응하는 부위가 다르기 때문입니다. 그 세 부위는 손목 쪽에서부터 각각 '촌(寸)', '관(關)', '척(尺)'이라고 부릅니다. 또 한의사가 손가락을 좀 세게 누르기도 하고 살짝 누르기도 하는데, 세게 누르는 것은 음에 속하는 '육장'을 보는 것이고, 살짝 누르는 것은 양에 속하는 '육부'를 보는 것입니다.

맥진은 결국 맥의 종류를 구분하는 것인데, 맥의 종류는 28가지입니다. 이 가운데 가장 기본이 되는 것은 4가지인데, 부맥, 침맥, 지맥, 삭맥입니다.

부맥(浮脈)의 '부'는 물 위에 뜨는 상태를 뜻하는데, 부맥은 그야말로 맥이 위에 떠 있는 상태를 말합니다. 즉 손가락을 촌구맥에 살짝 대

표 1　　맥의 부위에 따른 육장육부의 대응

	왼　　　손	오　　른　　손
첫번째 위치 '촌'	심 — 소장	폐 — 대장
두번째 위치 '관'	간 — 담	비 — 위
세번째 위치 '척'	신 — 방광	명문 — 삼초

그림 3　　맥진하는 위치와 방법

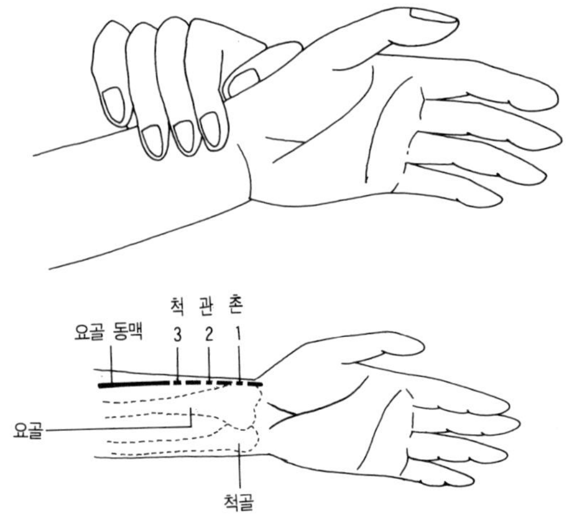

자마자 맥이 뛰는 것을 느끼지만, 손가락에 힘을 주어 누르게 되면 맥이 뛰는 것을 느낄 수 없는 상태입니다. 맥이 물에 뜬 것처럼 위에서만 뛰고 아래에서는 뛰지 않는 것이지요. 부맥은 병이 초기이거나, 몸의 상부에 있거나, 깊지 않고 표층에 있음을 뜻합니다. 감기 초기에 열과 오한, 그리고 콧물, 기침이 날 때 바로 이런 맥이 나타납니다. 기가 위로 상충해 두통이 생길 때도 이런 맥이 나타날 수 있습니다.

침맥(沈脈)은 부맥과 정반대입니다. '침'이란 글자는 물 속에 가라앉은 것을 의미합니다. 그러니까 침맥은 손가락을 촌구맥에 살짝 대면 맥이 전혀 느껴지지 않고, 힘주어 누르면 깊은 곳에서 맥이 느껴지는 상태를 말합니다. 다시 손가락의 힘을 빼서 위로 올리면 맥이 느껴지지 않습니다. 침맥은 부맥과 반대로 병이 상당히 진행되어서 정기가 많이 허약해지고, 병이 깊은 곳이나 몸의 아래쪽에 있음을 뜻합니다. 오랫동안 몸이 허약했거나 병을 오래 앓은 사람에게서 이런 맥이 나타납니다.

지맥(遲脈)은 맥이 뛰는 속도가 느린 것을 말하는데, '지'가 바로 '느리다'는 뜻입니다. 맥이 느리다는 것은 한 번 숨쉴 때 내 번 미만의 맥이 뛰는 경우를 말합니다. 이런 사람은 속이 차거나(한증) 기가 부족해 기의 흐름이 원활하지 못합니다. 평소 기운이 없고, 찬 것을 먹으면 설사를 잘 하고, 추위도 잘 타는 사람은 이런 맥이 나타날 수 있습니다.

삭맥(數脈)은 지맥과 반대로 빠른 맥입니다. 한 호흡당 다섯 번 이상 뛰는 것을 삭맥이라 하는데, 속에 열이 많거나 기능이 정상 이상으로 항진되어 있는 상태를 뜻합니다. 성격이 날카로우면서 마른 사람은 평소에도 맥이 이렇게 나타날 수 있고, 열이 날 때나 흥분했을 때 이런 맥이 나타납니다.

맥은 매우 민감하게 변화합니다. 최근에는 맥의 흐름을 파형(波形)으로 나타내는 전자 기기를 사용하기도 하는데, 맥을 잴 때 조금만 웃거나 말을 하거나 해도 바로 맥의 파형이 변화되어 나타납니다. 그래서 한의학 고전에서는 '맥은 아침에 일어나서 평온한 상태에서 보는 것이 좋다'고 말하고 있습니다. 맥을 보기 위해서는 의사와 환자 모두 정신적·신체적으로 안정된 상태이어야 합니다.

(2) 복진

복진은 주로 배를 눌렀을 때 통증이 있는가 없는가, 그리고 그 통증의 양상은 어떠한가와 배 근육의 탄력도와 긴장 정도 등을 봅니다. 예를 들어 명치 부위에서 심한 압통(손으로 눌렀을 때 나타나는 통증)을 느낀다면 심이나 위에 열이 있는 것입니다. 만약 환자가 가슴이 답답하면서 명치 부위에 심한 압통을 느낀다면, 그 사람은 정신적 자극이나 충격, 스트레스 등으로 심장에 열이 생긴 것입니다. 배꼽 바로 위에서 압통을 느낀다면, 만성적으로 위에 문제가 있는 경우입니다. 오랫동안 위장병을 앓고 있는 사람은 대부분 배꼽 바로 위(水分穴:임맥)에서 압통을 심하게 느끼고, 신경이 예민한 사람은 그 자리에서 혈관이 크게 뛰는 것(복동)을 느낄 수 있습니다.

월경에 문제가 있는 여성들, 즉 월경 주기가 잘 안 맞고 왔다갔다하거나 월경통(생리통)이 심한 경우 또는 월경할 때 거무스름한 덩어리가 많이 나오는 사람은 배꼽의 왼쪽 언저리나 왼쪽 아랫배에서 심한 압통을 느낍니다. 이 밖에 배가 탄력 없이 흐물흐물한 사람은 기가 허약한 상태이며, 반대로 배가 너무 긴장되어 있는 사람은 기가 순환이 되지 않거나 너무 항진되어 있는 상태입니다.

(3) 경혈 눌러 보기

주로 등에 있는 방광경맥과 독맥을 눌러 보는데, 이 두 맥에는 오장육부의 상태를 반영하는 중요한 혈들이 많이 분포되어 있습니다. 예를 들어 7번째와 8번째 등뼈 사이(여자들의 브래지어 고리가 있는 부분)는 위에 문제가 있을 때 반응이 예민하게 나타나는 곳입니다. 심하게 체했을 때 명치가 답답하면서 등이 결리는 것은 위의 상태가 독맥으로 반영되어 나타나기 때문이며, 그럴 때 그 등뼈를 두드려 주거나 세게 눌러 주면 효과가 있습니다. 등에서 반응을 나타내는 혈들은 크게 상중하로 3등분할 수 있습니다. 상 부분에서는 심·폐, 중 부분에서는 위·간·담, 하 부분에서는 신·방광·대장·소장 등이 반응을 나타냅니다.

지금까지 설명한 사진법은 사실 한방 진찰에서 가장 일차적인 작업이며, 그 자체로 완성된 것은 아닙니다. 한방 진찰은 사진에서 시작해 뒤에서 설명할 '팔강'이나 오장육부의 병을 구체적으로 분석하는 작업으로 완성됩니다.

6장
병의 기본 유형

1. ‘증(證)’이라는 말

“제가 왜 아픈 건가요?”

진찰이 끝나면 환자는 이렇게 묻게 마련입니다.

“신장의 기가 약해진 겁니다. 이것을 신허증(腎虛證)이라고 하지요.”

“그래요? 병원에서는 신장엔 아무 이상 없고 전립선이 비대해져서 그렇다고 하던데요?”

이 사람은 한의학의 ‘증’이란 말을 이해하지 못하고 있습니다. 또 어떤 사람은 자못 진지하게 묻습니다.

“제 병명이 무엇이죠?”

엄밀히 말해서 한의학에서는 ‘병명’이란 말을 쓰지 않고 대신에 ‘증’이란 말을 씁니다. 그러니까 병명이 무엇이냐고 물은 환자는 질문을 잘못한 것입니다. 물론 사람들은 병명이든 증이든간에 ‘내가 아픈 원인이 무엇이고, 이 상태를 의학적으로 무엇이라고 부르는가’가 궁금한 것이겠지요.

증(證)은 ‘증명, 증거’라는 뜻으로, ‘몸 속에 어떤 병이 있다는 증거’라는 의미입니다. 예를 들어 몸 속에 어떤 병적인 변화가 일어나서 ‘가’라는 현상이 겉에 나타났다면, ‘가’는 바로 병적 변화가 있다는 ‘증거’입니다.

위에 나온 신허증이란, 신이 허해지는 변화가 몸 속에서 일어남으로써 겉에 나타나는 현상들을 말합니다. 다리가 약해지고, 허리가 아프고, 소변을 자주 보고 하는 현상들이지요. 이런 여러 핵심적 현상들을 합쳐서 ‘신허증(신이 허해진 증거들)’이라고 부르는 것입니다.

2. 여덟 가지 구분법

한의사의 진찰은 지금 환자의 상태가 어떤 '증'인가를 알아내는 것을 목표로 합니다. 증을 알아내는 과정을 '변증(辯證)'이라고 하는데, 변은 '해명, 구별'이란 뜻이므로 '증을 구별한다'는 의미가 됩니다.

앞 장에서 설명한 '사진'은 변증을 하기 위한 방법들입니다. 정확하게 증을 찾아내고 구별하기 위해 얼굴을 관찰하고 배를 누르고 하면서 환자의 상태에 대한 정보를 알아내는 것이지요. 한의사는 사진을 통해 얻은 많은 정보들을 기본적으로 여덟 가지로 구분합니다. 여덟 가지로 구분하는 작업이 바로 일차적인 변증이며, 한방 진찰에서 가장 중요하고 어려운 일입니다. 이 여덟 가지를 '팔강(八綱)'이라고 하고, 팔강을 구분하는 작업을 '팔강 변증'이라고 합니다. 이해를 돕기 위해 양의학

표 1   한의학의 변증 절차

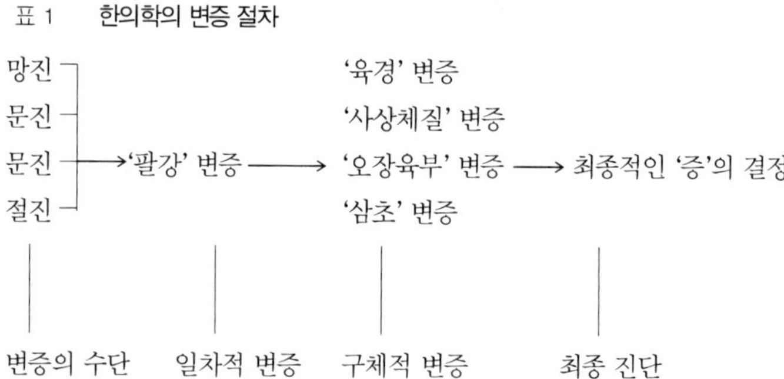

표 2   양의학의 진단 절차

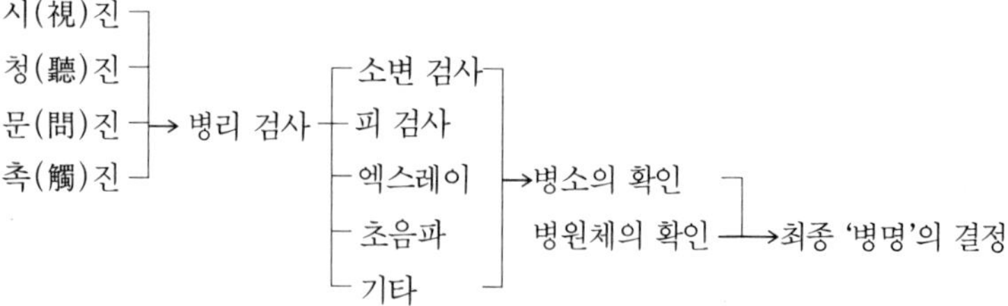

의 진단 절차와 비교해 보도록 합시다.

팔강은 '음(陰)−양(陽)', '한(寒)−열(熱)', '표(表)−리(裏)', '허(虛)−실(實)'을 말합니다. 팔강은 네 쌍의 서로 반대되는 개념으로서, 환자에게서 나타나는 모든 증세는 반드시 이 네 쌍 가운데 어느 한쪽에 해당됩니다.

┌ 음증 − 증세가 음적인 현상에 속함
└ 양증 − 증세가 양적인 현상에 속함
┌ 한증 − 증세가 차가운 기운과 같은 현상에 속함
└ 열증 − 증세가 뜨거운 기운과 같은 현상에 속함
┌ 표증 − 병이 몸의 겉에 있는 증세
└ 이증 − 병이 몸의 속에 있는 증세
┌ 허증 − 정기가 허약한 상태
└ 실증 − 사기가 강한 상태

팔강 변증이 끝나면 오장육부 변증을 하는데, 이 증세가 오장육부 가운데 어느 장부들의 부조화로 나타난 것인가를 판단하는 과정입니다. 오장육부 변증과 동시에 사상(四象) 체질 변증, 육경(六經) 변증, 삼초 변증을 하기도 하는데, 이것들은 질병의 종류나 한의사의 취향에 따라 이루어지는 변증의 종류입니다.

전체와 부분

그러면 한의학에서 말하는 '증'과 양의학의 '병명'은 어떻게 다를까요? 예를 들어 어떤 사람이 코가 막히고 콧물이 나는 증세가 있다고 합시다. 양의사는 그 사람의 코의 상태를 면밀히 관찰할 것입니다. 콧속을 의료 기기를 통해 관찰하고는 코 점막에 염증이 있다는 것을 확인하게 될 것입니다. 그리고 염증 외에 다른 이상이 없다는 것을 알면, '비염'이라는 '병명'을 진단하게 됩니다. '코에 염증이 있다'는 뜻의 병명입니다.

하지만 한의사는 코에 왜 이상이 생겼을까 하는 근본적인 문제에 관심을 기울입니다. 우선 팔강 변증을 해 코막힘과 콧물이 어디에 속하는가를 분석합니다. 이때 콧물이 희멀건 색이면 대개 팔강으로 '한', '표', '음'으로 구별됩니다. 다음엔 오장육부 변증으로 들어가는데, 코와 일차적으로 연관 관계를 가지는 장부가 폐이므로 폐의 상태를 분석합니다. 폐에 관련된 증세가 있는지, 맥은 어떻게 나오는지 등을 판단합니다. 진찰해 보니 폐도 역시 '한'의 상태가 있습니다. 그러면 일단 '폐한증'으로 증을 전제하고, 이 폐한증이 다른 원인과 복합되어 있는지를 다시 분석해 보게 됩니다. 말하자면 선천적으로 폐가 약한 것인지 또는 심장의 이상으로 유발된 것은 아닌지 등을 분석합니다. 그래서 단순히 폐 자체로만 문제가 생겼다는 것을 확인하면, 최종적으로 '폐한증'이라는 '증'을 결정하는 것입니다. '폐한'이라는 근본적 상태로 말미암아 현재 코에 문제가 생겼다는 뜻입니다.

한의학의 '증'은 이처럼 온몸의 상태를 총체적으로 파악하고, 증세를 근원적으로 파악하는 개념입니다. 반면에 국소적인 병소의 세밀한 변화에는 크게 관심을 기울이지 않습니다. 양의학의 병명은 몸 전체의 부조화보다는 국소적인 병소의 세밀한 변화에 엄밀성을 요구하는 개념입니다.

3. 음증과 양증

사람의 질병은 겉에 있기도 하고 속에 있기도 하며, 한증이 있기도 하고 열증이 있기도 하다. 육음(여섯 가지 사기)이 침입하기도 하고 경락이 상하기도 하나 모두 음양 두 가지 기를 벗어나지 않고 반드시 음이나 양에 근본을 두게 되어 있으므로…… 근본은 하나이다…… 비유하자면, 나무를 베어 뿌리 부분을 잡아당기면 수천 개의 가지와 수만 개의 잎이 따라오는 것과 같다…….

『유경 類經』

수없이 많은 병들의 원인은 단 하나, 즉 음과 양뿐이라는 이야기입니다.

'음증'과 '양증'의 구별은 음양론에서 밝힌 대로, 한 사람이 가지고 있는 여러 증세를 크게 음적인 속성을 가진 것과 양적인 속성을 가진 것으로 구분하는 것입니다. 이때 증세가 음증이란 말은 양기보다 음기가 많다는 뜻이고, 양증이란 말은 음기보다 양기가 많다는 뜻입니다.

음증과 양증은 팔강 가운데 나머지 여섯 가지를 포괄하는 개념입니다. 나머지 여섯 가지가 다시 음증과 양증으로 구분될 수 있다는 것입니다. 그러나 실제 임상에서는 음증과 양증이 단순하게 구분되지 않는다는 데 어려움이 있습니다.

우리의 성격을 보더라도 어떤 면을 보면 외향적인 것 같고 또 다른 면을 보면 내성적인 것 같고 해서 스스로도 자기 성격을 명확히 구분하기가 어렵습니다. 이와 마찬가지로 음적인 증세인 설사를 하고 손발이 차면서도, 양적인 증세인 갈증이 심한 사람이 있습니다. 또 어떤 날은 대한민국 만세를 부르면서 큰 대자로 잠을 자고, 어떤 날은 죄지은 사람처럼 웅크리고 잠을 자기도 합니다.

그러면 겉에 나타나는 증세가 음증과 양증이 중복되어 있는 경우에 어떤 기준과 원리에 따라 음, 양을 분류할까요? 이럴 때는 무엇이 근본적인 원인이고, 무엇이 현상적인 결과인가를 분석해 내야 합니다. 예를 들어 손발이 찬 음증과 양증인 변비가 같이 나타났을 때, 둘 가운데 어느 증세가 더 근본적인 것인가를 찾아내는 것입니다. 이런 분석과

표 3

양 증	음 증
밖을 향해 눕는다	벽을 향해 눕는다
눈을 뜨고 환한 곳을 좋아한다	눈을 감고 어두운 곳을 좋아한다
사람 만나는 것을 좋아함	사람 만나기를 꺼림
반듯하게 누워 손발을 뻗음	오그리고 엎드리거나 옆으로 누움
몸이 가볍고 가슴이 번거로움	가슴이 고요하고 몸이 무겁다
말이 많고 호흡이 거칠다	조용하고 호흡이 가늘다
목소리가 크고 힘이 있다	목소리가 힘이 없고 약하다
시원한 것을 원함	따뜻한 것을 원함
갈증이 있고 물을 계속 마심	갈증이 없다
소변이 붉고 변비가 있음	소변이 맑고 대변은 굳지 않음
설태는 노란색이고 두꺼움	설태는 얇고 흰색
맥은 빠르고 강함	맥은 약하고 느림
몸에 열이 남	몸이 차다
손발이 따뜻함.	손발이 참.

판단을 정확히 하는 사람이 유능한 한의사입니다.

4. 한증과 열증

점잖지 못한 표현이지만, 우리는 가끔 '열받는다'는 말을 합니다. 일이 뜻대로 잘 풀리지 않을 때면 정말로 가슴이 뜨거워지고 얼굴이 화끈화끈 달아오르면서 뒷머리가 띵해집니다. 말하자면 마음이 열을 받은 것입니다. 물론 이때 이마가 뜨거워지는 열이 나지는 않습니다. 그런데도 냉수를 한 잔 마시고 싶고 넥타이를 느슨하게 풀고 싶습니다. 이것이 바로 열증의 상태입니다.

앞에서 육음을 이야기할 때 설명했듯이 한의학에서 말하는 '한'과 '열'의 개념은 체온계상의 개념은 아닙니다. 체온계에 관계없이 현재 자각적으로 느끼는 증세가 열이 나는 것 같은 현상인가, 찬 공기 같은 증세인가만이 중요할 뿐입니다.

표 4

한 증	열 증
갈증이 없고 혹은 갈증이 있어도 물을 마시고 싶지 않음	갈증이 나고 물을 자주 마심
뜨거운 물을 마시고 싶음	찬 물을 마시고 싶음
손발이 참	손발이 따뜻함
얼굴색이 창백함	얼굴에 붉은 색이 돈다
소변이 투명하고 잘 나옴	소변이 진하고 적게 나옴
대변이 설사 또는 묽음	대변이 굳고 되다
설태가 하얀색	설태가 누런색
맥이 느림	맥이 빠름
더운 것으로 통증이 완화됨	찬 것으로 통증이 완화됨
찬 것으로 통증이 증가됨	더운 것으로 통증이 증가됨
활발한 태도	위축된 태도
오한	고열

5. 표증과 이증

"저는 몸이 굉장히 냉해요. 아랫배가 얼음장 같아요" 하고 호소하는 사람들이 있습니다.

냉하다는 것은 한증과 열증으로 구분할 때 한증에 속합니다. 그런데 입체적으로 생각해 본다면 몸의 '겉'이 한증인가, '속'이 한증인가를 구분할 필요가 있습니다. 왜냐하면 겉은 한증으로 나타나는데도 속이 열증으로 나타나는 경우가 얼마든지 있을 수 있기 때문입니다. 위의 사람을 구분해 본다면, 겉이 한증인 경우에 속합니다. 손발이 찬 증세나 아랫배가 시린 것, 무릎이 시린 것은 몸의 겉에서 직접 찬 것을 느끼는 증세이기 때문입니다. 이런 경우를 '표한증(表寒證)'이라고 합니다. 반대로 땀이 많이 나고, 자꾸 덥다고 느끼는 경우는 겉에서 열증을 느끼는 상태이므로 '표열증(表熱證)'이라고 합니다. 이런 방식으로 하면 표한증·이한증, 표열증·이열증, 표실증·이실증, 표허증·이허증으로 구분할 수 있습니다.

이처럼 '표증'과 '이증'은 몸을 입체적으로 분석해, 증세가 겉에서 나타나는가 속에서 나타나는가를 구분하는 기준입니다.

일반적으로 감기같이 육음이 원인이 되어 생기는 병은 '표증'에서 '이증'으로 진행하고, 음식과 관련된 병이나 스트레스 같은 정신적인 문제, 또는 과로 등으로 생긴 병은 처음부터 '이증'으로 시작합니다.

감기를 예로 들어 봅시다. 처음 감기가 들면, 맑은 콧물과 재채기가 나오고 열이 나면서 으슬으슬 춥기도 합니다. 이 상태가 표증 상태입니다. 주로 한증 상태가 나오므로 표한증이지요. 그런데 이 상태를 그냥 내버려두면 어떤 경우는 슬그머니 증세들이 다 사라지기도 하지만, 몸이 약할 때는 열, 맑은 콧물, 재채기 대신 노란색 콧물, 가래, 기침 등으로 증세가 변합니다. 이것은 표증에서 이증으로 변화한 것으로, 병이 겉에서 속으로 들어가 악화된 상태입니다.

흔히 감기가 처음 들었을 때 이불을 뒤집어쓰고 땀을 내거나, 목욕을 하거나, 소주에 고춧가루를 타서 마시고 한숨 푹 자고 나면 낫는다고 이야기합니다. 일리가 있는 방법입니다. 이런 것들은 모두 땀을 냄으로써 아직 겉에 있는 사기를 밖으로 내보내는 방법입니다. 이런 치료법은 표증일 때만 효과가 있습니다. 만약 병이 이증으로 변했는데도 이런 방법을 쓰면 오히려 병세만 더 악화시키게 됩니다.

6. 허증과 실증

세상에서 제일 어려운 일이 무엇일까요? 어디선가 들은 이야기인데, 세상에서 제일 어려운 것은 '적당하게 조절하는 것'이랍니다. 크지도 않고 작지도 않게, 많지도 않고 적지도 않게 필요한 만큼 딱 알맞게 조절하는 것은 정말 쉬운 일이 아닙니다.

허증은 모자라는 상태고, 실증은 남는 상태입니다. 우리는 일상적으로 허라는 말은 부정적인 의미로, 실이란 말은 긍정적인 의미로 씁니다. 그러나 한의학에서는 허나 실이나 모두 병이라는 점에서 마찬가지입니다. 가장 좋은 상태는 모자라지도 않고 남지도 않는 것, 즉 알맞은 상태입니다.

그럼, 허증은 '무엇'이 모자라는 것이고, 실증은 '무엇'이 남는다는 것일까요? 허증은 '정기'가 부족한 상태고, 실증은 '사기'가 남는 상태입니다. 다시 말해 허증은 정기를 보충받아야 할 상황이고, 실증은 몸에 들어와 있는 사기를 밖으로 배출해야 할 상황입니다.

현명한 독자는 여기서 이런 질문을 던질 것입니다.

"아니, 앞에서 '사기가 들어온 것은 정기가 허하기 때문이다'라는 『황제내경』의 표현을 설명했잖습니까? 그 설명대로라면 정기가 허한 상태(허증)에는 곧 사기가 침입할 것이고, 사기가 침입한 상태는 실증이므로 결국 허증과 실증의 차이가 없어지는 것 아닙니까? 반대로 실증이라는 것이 사기가 들어와 있는 상태라면, 사기는 정기가 허할 때 들어올 수 있는 것이므로 결국 실증과 허증이 별 차이가 없어지는 것 아닙니까?"

그러면 허증과 실증을 좀 다른 각도에서 설명해 보겠습니다.

허증은 사기가 몸에 침입했을 때 대항해 싸울 힘이 없어서 사기에게 일방적으로 당하는 상태이고, 실증이란 사기가 침입했을 때 정기가 사기에 대항해 싸우고 있는 상태입니다. 그러므로 병이 초기일 때나 체력이 강한 사람에게는 실증이 잘 나타나고, 병이 오래 된 경우나 몸이 워낙 약한 사람에게는 허증이 잘 나타납니다. 왜냐하면 비록 몸이 약하다고 해도 병의 초기에는 사기에 대항할 힘이 있지만, 만일 그 병이 오랫동안 안 낫고 진행될 때는 정기가 힘을 다 소모해 버려 사기에 대항하지 못하게 되기 때문입니다.

표 5

병의 초기

정기가 약간 약한 상태 ┐
정기가 정상인 상태 ─── ⟵⟶ 사기의 침입
정기가 튼튼한 상태 ┘

(실증 : 정기와 사기가 격렬하게 대립해 싸움)

병의 중기

정기가 초기보다 약해짐 ┐
그래도 대항할 수 있는 상태 ┘ ⟵⟶ 사기가 좀 강해짐

(실증에서 허증으로 변화하는 과정 : 정기와 사기의 투쟁이 줄어드는 과정)

병의 말기

정기가 매우 쇠약해짐 ┐
대항할 힘이 없음 ┘ ⟵⟶ 사기가 매우 강해짐

(허증 : 정기가 사기에 저항을 못 함)

표 5에서 보듯이 허증이든 실증이든 정기와 사기는 항상 대립하고 공존합니다. 그러므로 '허증은 정기가 부족한 상태고, 실증은 사기가 남는 상태'라는 말은 현재 어느 상태가 주요한 측면을 형성하고 있는

가를 기준으로 한 것입니다.

표 6

허　　증	실　　증
피로	피로가 별로 없음
호흡이 짧음	호흡이 거칠고 무겁다
피부가 차다	피부가 열이 남
대변 묽음	배가 팽팽함
식욕 부진	밥은 그런대로 먹음
맥이 가늘어짐	맥이 강함
허약한 움직임	육중한 움직임
손으로 누르면 통증이 완화됨	손으로 누르면 통증이 증가함
낮고 약한 음성	높고 강한 음성
수동적이고 미온적인 태도	적극적이고 활발한 움직임

7. 교과서와 다른 실제

지금까지 살펴본 여덟 가지 기본 틀은 하나의 교과서적 원칙이며, 실제 임상에서는 그렇게 단순하게 나타나는 경우는 별로 없고 흔히 두 개 이상이 중복되어 나타납니다. 예를 들면 한·열증과 표·이증이 결합해 표한증, 표열증, 이한증, 이열증이라는 네 가지 경우가 생길 수 있습니다. 하지만 이런 복합적인 개념들도 팔강을 가지고 유추하면 어느 정도 짐작할 수 있을 것입니다.

표한증이란 표(몸의 겉)가 한증이라는 뜻이므로, 심하게 추위를 타는 증세를 비롯한 한증들이 표증과 혼합되어 나타날 것입니다. 이한증이란 몸 속이 한증을 나타내므로 속이 냉한 증세, 즉 변이 묽거나 따뜻한 물을 자꾸 마시고 싶어지는 증세 등이 나타날 것입니다. 이런 식으로 유추해 나가면 표열증은 표한증과 반대되는 것이고, 이열증은 이한증과 반대되는 상태라는 것을 짐작할 수 있습니다.

허·실증과 음·양증의 결합된 증세는 많이 볼 수 있습니다. 음허증, 음실증, 양허증, 양실증이 그것입니다. 음허증은 음이 허증인 상태를 말하고, 음실증은 음이 실증인 상태를 말하며, 양허증, 양실증도 같은 방법으로 유추되는 개념들입니다. 결국 음허증은 우리 몸의 음기와 양기 가운데 음기가 정상보다 모자라는 상태라는 뜻이고, 음실증은 우리 몸에 필요없는 음기가 쌓여 있어서 배출시켜야 할 상태라는 의미입니다. 양허증은 필요한 양기가 부족한 상태이고, 양실증은 양기 과잉인 상태로서 종종 열증으로 발전합니다.

마지막으로 열에 대해 알아보겠습니다. 열은 양기의 전형적 현상입니다. 그러므로 양기가 과잉된 양실증 가운데 열이 올라오는 증세나 열이 끓는 증세가 나타납니다. 그런데 열은 음허증에서도 나타날 수 있습니다. 음허증은 양기는 정상이고 음기가 정상보다 부족한 상태이므로 결과적으로 양기가 음기보다 많은 상태가 되기 때문입니다.

양기는 속성상 열을 잘 내고 위로 올라가는 특징을 가지는데 정상적인 상태에서는 그 속성을 음기가 견제하고 있지만, 이렇게 음기가 부족해지면 양기의 속성을 견제할 수 없게 되어 열이 나는 것입니다. 이렇게 해서 나는 열을 '음허열'이라고 합니다. 그리고 흔히 발생하는 열, 즉 양기의 과잉으로 나는 열은 '실열(實熱)'이라고 말합니다. 같은 열을 이렇게 구분하는 것은 그 치료법이 달라지기 때문입니다. 음허열에는 음기를 보충하는 치료를 하고, 실열에는 양기를 밖으로 배출하는 치료를 하게 됩니다.

7장

오장에서 나타나는 병들

1. 생명이란?

살아 있는 사람과 죽은 사람의 차이는 무엇일까요?

심장이 현재 뛰고 있는가, 뛰지 않는가? 이것이 산 사람과 죽은 사람을 구별하는 가장 확실한 방법이며, 여기에 대해 이의를 제기할 사람은 아무도 없을 것입니다. 아직 논란이 되는 '뇌사'라는 것이 있긴 하지만, 뇌사는 엄격하게 말해서 '완전한' 생물학적 죽음의 상태라고 볼 수는 없으나 독자적 존엄성을 가진 인간이라고 볼 수도 없는 상태, 즉 동물과 질적 차이가 없는 상태라고 할 수 있을 것입니다.

한의학에서 삶과 죽음을 설명하는 이론은 여러 가지지만, 모두 음과 양의 관계로 설명한다는 공통점이 있습니다. 음과 양이 현재 교류를 하고 있는가 아니면 교류가 완전히 정지된 상태인가를 보는 것이지요. 이것 또한 삶과 죽음이라는 현상을 설명하는 한 방법입니다.

"우리 몸과 병이 아무리 복잡해도 결국은 음과 양뿐이다."

우리 몸을 두 부분으로 가른다면 음과 양으로 구분할 수 있으며, 살아 있는 몸이란 음적인 기능과 양적인 기능의 대립과 교류를 통한 조화 상태라고 규정할 수 있습니다.

자연계의 사물 가운데 음을 대표하는 것은 물(水)이고, 양을 대표하는 것은 불(火)입니다.

다시 말해 화는 양의 기운이 가장 성할 때이고, 수는 음의 기운이 가장 강한 상태입니다. 이를 우리 몸과 관련시켜 봅시다. 우리 몸 속에서 불을 대표하는 것은 심장이고, 물을 대표하는 것은 신장입니다. 즉 심장은 양의 대표이고, 신장은 음의 대표인 셈이지요.

물과 불의 교류

심장은 몸의 상부에 위치하고 신장은 하부에 위치해서, 심장의 양기와 신장의 음기가 서로 도와주고 견제하는 역할을 합니다. 심장의 양기는 신장으로 내려와 차가운 기운을 덥혀 주고, 신장의 음기는 위로 올라가 심장의 양기가 과열되는 것을 억제시켜 줍니다. 이처럼 아래의 음기가 위로 잘 올라가고, 위의 양기가 아래로 잘 내려오는 상태가 가장 건강한 상태입니다. 이를 '수화 상제(水火相濟)' 또는 '심신 상교(心腎相交)'라고 표현합니다. 수와 화가 서로 교제한다, 심장과 신장이 서로 교제한다는 뜻입니다. 반대로 아래로 내려와야 할 양기가 도리어 위로 올라가 버리고, 위로 올라가야 할 음기가 아래로 내려오면 병적인 상태가 됩니다. 이를 '수화 미제(水火未濟)' 또는 '심신 불교(心腎不交)'라고 합니다. 수와 화가 교제가 안 되고 있다, 심장과 신장의 교제가 안 되고 있다는 뜻입니다.

사람은 발이 따뜻하고 머리와 가슴은 시원해야 건강하고 생각하는 기능도 올바르게 됩니다. 그래서 잠을 잘 때도 이불을 가슴까지만 덮는 것입니다. 심신 불교가 되면 가슴이나 머리가 뜨겁고 다리나 발은 차가운 증세를 느낍니다. 심신 불교가 되는 원인은 심장의 양기가 극성해지고 신장의 음기가 소모되어 허해지기 때문입니다. 현대인들처럼 늘 스트레스에 노출되어 있으면 심장의 양기가 병적으로 실하게 되고, 성개방 풍조가 만연해 사회가 온통 섹스를 통한 향락주의에 물들게 되면 신의 음기를 훼손해 신의 음기가 허증으로 빠집니다. 심장이 '양실증'이 되고 신장이 '음허증'이 되면서 심신 불교가 생기는 것입니다.

이런 심장의 양기와 신장의 음기의 관계를 하늘과 땅의 관계에 비유하기도 합니다. 하늘과 땅은 서로 기를 주고 받습니다. 하늘의 태양이 양기를 땅으로 내리쬐어 주면 땅은 그 양기를 받아 만물을 키웁니다. 대신에 땅은 하늘로 음기를 올려 보냅니다. 가장 음기가 성한 물이 양기를 받으면 수증기가 되어 하늘로 올라가는 것입니다.

양기만 극성하고 음기가 없는 상태는 바로 심한 가뭄이고, 반대로 음기만 극성하고 양기가 힘을 발휘하지 못하는 상태는 장마입니다.

즉 '심장 — 양기 — 하늘 — 태양'과 '신장 — 음기 — 땅 — 물'의 관계가 되는 것입니다.

물론 양기는 항상 아래에서 위로 올라가는 자연적인 성질(불꽃은 위로만 타오름)을 가지고 있고, 음기는 위에서 아래로 내려가는 자연적인 성질(물은 낮은 데로만 흐름)을 가지고 있습니다. 이러한 기본 성질은 음기와 양기가 단독으로 있을 때 일어나는 현상이며, 우리 몸에서는 서로 반대되는 음기와 양기가 이러한 극단적인 속성을 서로 억제하면서 생명체를 유지시켜 가는 것입니다.

음과 양은 '기와 혈'이라는 부분으로 나눌 수도 있습니다. 그러면 기는 양에 속하고, 혈은 음에 속합니다. 그럼 음과 혈은 어떤 관계이고, 양과 기는 어떤 관계일까요? 음은 혈보다 좀더 넓은 개념이고, 양은 기보다 좀더 넓은 개념입니다. 음(음기)은 우리 몸의 혈을 포함한 진액이나 영기(營氣) 등 모든 음적인 것을 포괄하는 것이고, 양(양기)은 기나 위기(衛氣) 등 양적인 모든 것을 포괄합니다. 그런데 기와 혈이 각각 음과 양을 대표한다고 하는 것은, 우리 몸 속에서 기와 혈이 각각 음과 양의 대부분을 차지하면서 주도적인 역할을 하기 때문입니다.

오장의 기능도 마찬가지로 각각 음과 양으로 구분할 수 있습니다. 간을 예로 들면 간음과 간양, 또 간혈과 간기로 구분할 수 있습니다. 간의 기능 가운데 음적인 것과 양적인 것, 그리고 음적인 것 가운데서 다시 혈과 관련된 것과 양적인 것 가운데서 기와 관련된 것으로 구분하는 것입니다. 따라서 간음허증, 간양실증 등의 구분이 가능해지는 것입니다.

이러한 구분은 오장육부에 모두 해당됩니다. 앞에서 설명한 대로 팔강은 사진을 통한 정보를 1차 분석하는 기본 틀이며, 1차 분석 결과는 다시 정밀한 2차 분석을 거치는데 그 단계가 오장육부 변증을 비롯한 여러 변증들입니다. 2차 분석 단계에서 오장육부 변증은 가장 핵심적이고 중요한 것으로, 오장육부 변증을 거치지 않고서는 어떤 치료도 할 수 없습니다.

그림 1

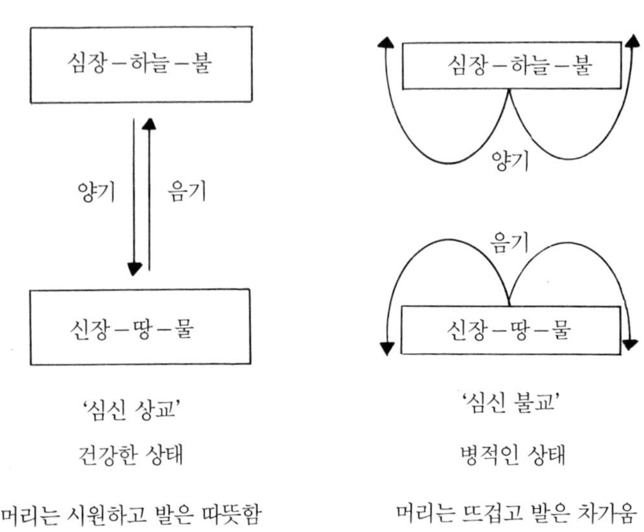

2. 택시 기사 김씨

어느 날 택시 운전을 한다는 김아무개 씨가 저를 찾아왔습니다. 김씨는 눈이 매우 피로하고 뒷목이 뻣뻣해지며 귀 뒤쪽을 누가 잡아당기는 것 같다면서 침 치료를 해 달라고 했습니다. 심할 때는 눈이 빠질 것 같은 느낌을 받고 어지럽다고 했습니다.

진찰해 보니, 얼굴의 양 볼 부근과 목 언저리에 붉은 실핏줄이 보이고 자세히 보니 눈도 충혈되어 있었습니다. 맥은 매우 강하고 빠르게 뛰었습니다.

"이런 증세가 언제부터 생겼지요?"

"글쎄요. 그랬다 안 그랬다 해서 정확히는 모르겠어요. 그런데 운전을 하다가 차가 막히든지 다른 기사랑 다투든지 해서 스트레스를 받으면 금방 심해지고, 하루 정도 쉬면 좀 나아져요."

"간에 병이 있군요."

"예? 저는 술도 별로 안 마시는데요."

간은 꼭 술 때문에 나빠지는 것만은 아닙니다. 간에 병이 드는 주요한 원인 가운데 하나가 정신적인 자극(스트레스, 주로 화를 내는 것)입니다. 김씨는 성격이 급한데다가 직업도 스트레스를 많이 받는 일이라서 충분히 간에 병이 발생할 가능성이 있었던 것이지요.

간의 병을 이해하기 위해서는 앞서 설명한 간의 기능과 간의 경맥이 흐르는 부위를 알고, 그 다음에 간과 연관이 있는 심,비와의 관계를 알면 됩니다.

간에서 나타나는 병들

(1) 감정 · 심리상의 변화

사람의 감정 가운데 화를 내는 것이 주로 간과 관련됩니다. 겉으로든 속으로든 화를 잘 내는 사람은 간의 열을 돋우게 됩니다. 그러면 화(열)는 양적인 기운이므로 간의 양기를 돋워 더욱 화를 잘 내게 되고, 한숨을 자주 쉬면서 필요 없는 걱정을 많이 하게 됩니다. 더 심해지면 깜짝깜짝 잘 놀라고 잠을 깊이 자지 못하면서 꿈에 시달리게 됩니다. 이런 증상들은 모두 간의 소설 기능에 장애가 발생한 것입니다.

(2) 옆구리의 통증과 그 속이 꽉 찬 듯 답답한 증세

옆구리는 간의 경맥이 지나는 부위입니다. 간에 이상이 와서 그 경

맥에 기가 잘 흐르지 못하면, 통증과 답답함을 느끼게 됩니다. 처음에는 답답한 느낌과 가끔 약간씩 결리는 증세를 보이다가 심해지면 옆구리에서 명치, 가슴, 배까지 연결되는 통증을 느낍니다. 이런 현상은 주로 정신 감정상의 자극 때문에 간의 소설 작용이 장애를 받아 기와 혈이 제대로 운행되지 않아서 생기는 것입니다.

(3) 아랫배와 음낭이 뻗치는 통증

아랫배와 음낭은 간경맥이 지나는 부위로서, 해당 경락의 기가 잘 소통되지 않으면 아랫배에서부터 고환까지 뻗치는 통증이 생깁니다. 특히 찬 데서 지내거나 찬 바람을 많이 쐬고 나서 이런 통증이 생기는 수가 있는데, 한사(寒邪 : 육음의 하나)가 간경맥을 침범해서 나타나는 것입니다.

(4) 눈의 피로와 어지럼증

이런 증세는 간의 혈이 부족한 허증이나 간의 양기가 과잉된 실증에서 나타납니다. 간의 양기(肝陽)가 머리나 눈으로 올라가면서 일으키는 실증은 이런 증세를 나타냅니다. 어지럼증, 답답한 느낌, 귀에서 여러 가지 소리가 나는 증세, 소변색이 진한 누런색이 됨, 눈의 충혈, 입에 쓴맛이 도는 증세 등.

반면 간의 혈(肝血)이 부족한 허증은 이런 증세를 나타냅니다. 머리나 눈의 어지럼증, 귀에서 소리가 나고 그것이 간혹 줄어들거나 안 나기도 하고 증가하기도 하는 현상, 맥이 약해짐 등.

(5) 두통

두통은 열이 머리로 올라가서 일어나는 현상인데, 허증성으로 오는 것과 실증성으로 오는 것 두 종류가 있습니다. 허증성은 간의 음기나 혈이 부족해져 음기와 양기의 불균형을 초래하고 그 결과 양기가 위로 올라가서 두통을 일으키는 것입니다.

흔히 생기는 두통은 대개 실증성인데, 간의 양기가 과잉되어 나타나는 것입니다. 이때는 통증이 격렬하고 눈이 충혈되면서 입안이 쓴 증세가 같이 나타납니다.

(6) 귀울림이나 귀가 잘 안 들리는 증세

귀울림 증세는 매우 고통스러운데, 어떤 사람은 매미 소리가 나고 어떤 사람은 바람 소리가 나는 등 사람마다 다르게 나타납니다. 간은 담과 표리 관계이고, 담의 경락이 귀와 직접 연결되어 있기 때문에 간으로 인한 증세가 귀에 나타나는 것이지요. 간에서 오는 귀울림은 간의 양기 과잉 때문에 생기는 것이 많습니다.

(7) 사지가 뒤틀리고 마비되는 증세

경련을 일으키고 사지가 마비되는 증세를 통틀어서 '풍'이라고 합니다. 간은 오행 가운데 목, 그리고 육기(풍, 한, 서, 습, 조, 화)로 따지면 풍에 해당되어 풍은 모두 간과 관련됩니다. 흔히 중풍이라고 말하는 한쪽 팔다리가 마비되는 병은 간의 양기가 과잉되어 간열이 머리로 올라가서 생기는 경우가 많습니다. 평소 간의 양기가 과잉되어 실증 상태에 있는 사람은 중풍이 올 가능성이 있으므로 당연히 예방 조치가 필요합니다.

어린아이들이 갑자기 경련을 일으키고 눈이 뒤집히는 '경풍'노 산과 관련되는 병입니다.

(8) 입이 쓴 증세

쓴맛은 일단 열(화)과 관련되는 맛입니다. 입이 쓴 증세는 대개 간에 양기가 과잉되어 열이 있는 상태에서 나타납니다.

(9) 월경의 주기 이상이나 월경통

간은 피를 저장하고, 순환하는 피의 양을 조절하는 기능을 합니다. 그러므로 간에 이상이 오면 월경 주기가 불안정해지고, 양의 변동이 생기며, 월경시 아랫배에 통증을 심하게 느끼게 됩니다. 이는 주로 정신 감정상의 자극으로 간의 승발 소설 기능에 장애가 생겼기 때문입니다.

(10) 객혈이나 코피

간의 열이 많아져서 비, 위를 침범하게 되면(목→토, 상승 관계) 피를 토하게 되고, 간의 열이 폐를 침범하면(목→금, 상모 관계) 코피를 쏟거나 객혈을 하게 됩니다.

(11) 눈과 관련된 증세

눈에는 간의 정기가 통해 있고 경맥을 통해 서로 연결되어 있습니다. 눈이 깔깔한 증세, 눈이 피로한 증세, 충혈되는 증세 등은 간과 관련된 것입니다.

(12) 황달

황달은 몸이나 눈이 노랗게 되고, 소변도 노란색을 띠는 것을 특징으로 하는 증세인데, 비가 원인이 되어 생기는 병입니다. 말하자면 비에 생긴 습열 또는 한습이 간, 담을 침범해 일으키는 것이지요.

(13) 몸이 추웠다 더웠다 하는 증세(한열 왕래)

갑자기 열이 확 났다가 조금 있으면 열이 내리면서 등이 오슬오슬 떨리는 증세를 '한열 왕래'라고 하는데, 한증과 열증이 왔다갔다 한다

표 1

간의 양기가 과잉됨 (간양실증)	간의 음기가 부족함 (간음허증)
어지러움	어지러움
두통	얼굴색이 꺼칠함
눈의 통증과 충혈	꿈에 시달림
귀울림	귀울림
사지의 마비감	눈알이 깔깔함
혀가 붉어지고 설태가 누렇게 됨	눈앞이 흐릿함
고혈압	사지의 마비감이나 오그라짐
마음이 조급해짐 .	손톱, 발톱의 색이 밝지 않음
맥이 긴장되고 빨라짐	월경량의 감소 또는 나오지 않음
	혀에 핏기가 없어짐
	맥이 가늘어짐

는 뜻입니다. 간이나 담에 이상이 있을 때 나타나는 특징적 증세입니다.

간은 오행의 목에 해당하고 기본적으로 그 작용이 위로 상승하는 양적 특징을 가지기 때문에 '양기가 과잉되고 음기가 부족한 병'이 많이 나타납니다.

3. 가까이하기엔 너무 먼 당신

30대의 평범한 주부 김혜숙 씨는 시어머니를 모시고 삽니다. 결혼 5년째인 그녀는 자신이 결혼 전에 생각했던 것들이 완전히 '꿈'이었음을 새삼 느끼고 있습니다. 연애 시절 그렇게 자상하던 남편이 결혼 후 완전히 딴 사람이 되어 버렸습니다. 항상 회사 일로 정신없이 바쁘고, 낮에 아내가 시어머니와 무슨 일이 있었는지에는 통 관심이 없습니다. 그러면서 입버릇처럼 어머니 잘 모시라고 당부만 하는 것입니다. 사실 김혜숙 씨의 문제는 시어머니와의 관계였습니다. 50대 후반인 시어머니는 일일이 모든 것을 점검하고, 김씨가 낮에 외출하는 것조차 싫어했습니다.

김혜숙 씨는 언제부터인가 잠을 깊이 자지 못하고 꿈속에서 헤메다가 아침을 맞는 날이 많아졌습니다. 그러다 보니 아침에 일어나도 머리가 멍하고 말도 못 하게 피로했습니다. 게다가 요즘 들어서는 전화벨 소리에도 깜짝깜짝 놀라고 가슴이 두근거려 도무지 안정이 되지 않습니다. 밥맛도 없고 입 안은 늘 헐어 있으며 입술이 마르고 몸은 자꾸 야위어 갑니다.

김혜숙 씨는 심에 병이 생긴 것입니다.

심에서 나타나는 병들

(1) 가슴이 두근거리고 숨이 차며 저절로 땀이 나는 증세

운동을 하면 누구나 숨이 차고 가슴이 두근두근하며 땀이 납니다. 그런데 심에 병이 있으면, 운동을 하지 않아도 이런 증세가 나타납니다. 이 세 가지 증세가 동시에 나타나는 사람은 심의 양기가 허약해진 상태입니다.

보통 가슴이 두근거리는 것은 양기의 과잉으로 일어나는 양적인 증세입니다. 심의 음기나 혈이 부족해지면 양기가 상대적으로 많아져 나타나는 것입니다. 그런데 양기가 부족해도 이 증세가 나타날 수 있습니다. 심이 온몸에 피를 공급하는 힘인 양기가 부족해 일을 제대로 할 수 없게 되면, 심은 부족한 일을 보상하기 위해 더 많이 뛰게 되고 그러면 가슴이 두근거리는 증세가 나타납니다.

숨이 차는 것은 심의 양기 부족이 폐에 영향을 미쳐서 일어나는 현상이고, 땀이 저절로 나는 것은 심뿐만 아니라 폐, 비, 위 등 모든 양기가 부족할 때 나타나는 증세입니다. 양기가 부족하면 땀구멍을 조여 주는 기능(위기 衛氣)에 장애가 생기기 때문입니다.

(2) 가슴이 답답하고 잘 놀람, 잠을 깊이 자지 못함, 건망증.

이 세 가지는 심의 음기 또는 심의 혈이 부족해서 일어나는 증세입니다. 가슴이 답답한 증세는 여러 가지 증으로 일어납니다. 그러므로 심에 원인이 있다는 판단을 내리려면 잠을 깊이 못 자거나 얼굴, 입술 등에 핏기가 없는 증세 등이 동시에 나타나야 할 것입니다. 가슴은 심과 폐가 들어 있는 곳으로, 여기에 여러 종류의 양기가 과잉(음기 부족)되거나 부족할 때(음기 과잉) 답답한 증세가 나타납니다.

잘 놀란다는 것은 예민해졌다는 것을 의미합니다. 이는 양적인 현상으로, 양기가 상대적으로 과잉되고 음기가 상대적으로 부족한 상태입니다.

잠을 깊이 못 자는 것도 마찬가지로 예민해졌다는 것을 뜻하며 양적인 현상입니다. 잠을 자는 것은 일종의 정지 상태로써 음적인 현상에 속합니다. 그러므로 잠이 잘 안 오거나 반쯤 깨 있는 현상은, 음이 부족하고 양이 많다는 것을 뜻합니다.

건망증은 양기의 부족으로도 일어날 수 있는데, 음기의 부족으로 일어나는 증세들과 같이 나타날 때는 음기의 부족이 원인이라고 판단합니다.

(3) 입안이나 혀에 염증이 생기고, 피를 토하거나 코피가 나는 증세

입안이나 혀가 하얗게 패여 매운 음식을 먹을 때 쓰라린 증세를 흔히 '구내염(口內炎)'이라고 하는데, 이것의 근본 원인은 심의 음기나 혈의 부족 또는 양기나 열의 과잉입니다. 구내염이 습관처럼 자주 생기는 사람은 혀끝이 딸기처럼 빨갛게 되고 입안이 자꾸 마르는 증세를 같이 겪기도 하는데, 이 또한 양기의 과잉으로 오는 현상이지요.

코피나 피를 토하는 것도 심의 양기가 과잉된 현상입니다. 피가 몸 밖으로 나오는 증세 가운데 몸의 윗부분에서 나오는 증세, 즉 코피나 피를 토하는 것은 모두 양기의 과잉으로 오는 양실증이나 열증에 속합니다. 왜냐하면 혈맥 속에 있어야 할 피가 몸의 윗부분에서 밖으로 나오는 것은 그 혈맥에 양기가 과잉되거나 열이 생겨 그 열을 해소하기 위한 현상이기 때문입니다. 머리가 아플 때 코피를 쏟으면 머리가 개운해지는 느낌이 들고, 두통을 치료할 때 코 점막을 침으로 찔러 코피를 내는 방법도 쓰는데 이 또한 코피를 통해 머리에 집중된 양기가 배설되기 때문입니다.

(4) 가슴의 통증

심의 병으로 말미암아 생기는 가슴의 통증은, 가슴 한가운데가 뻐근하거나 왼쪽 젖꼭지 아래가 콕콕 쑤시는 증세를 보입니다. 이런 증세가 심해지면 등까지 결리게 되는데, 대개 세번째에서 다섯번째 등뼈(가슴 한가운데의 정반대 등쪽)나 왼쪽 등쪽에서 눌렀을 때 예민한 통

180

증을 느낍니다.

(5) 전광(癲狂)

전광이란 양의학에서 말하는 정신 분열증과 비슷합니다. 전(癲)은 음적인 상태로서, 별로 말이 없이 멍하니 있다가 가끔 횡설수설하고 어떤 때는 조용하다가 어떤 때는 괜히 즐거워하는 것을 말합니다. 광(狂)은 큰 소리로 떠들고 조급하게 움직이며, 다른 사람을 때리고 욕하기도 하는 매우 공격적인 상태를 가리킵니다.

심의 병은 매우 다양하고 복잡하게 분류됩니다. 그 가운데 흔히 생기는 병으로는 심의 양기가 부족한 '심양허증', 음기나 혈이 부족한 '심음허증', 양기 과잉 상태가 지나쳐 열증으로 발전한 '심열증'이 있습니다.

표 2

심의 양기가 부족 (심양허증)	심의 음기가 부족 (심음허증)	심의 양기가 과잉 (심양실증, 심열증)
가슴이 두근거림	가슴이 두근거림	얼굴이 붉어짐
땀이 저절로 남	가슴이 번잡스럽고 답답함	갈증으로 물을 자꾸 마심
숨이 가쁨	잠이 오지 않거나 잘 깸	소변이 누렇고 진함
얼굴이 창백함	잘 놀람	코피나 피를 토함
추위(사지가 차다)	건망증	가슴이 찌르는 통증
가슴이 답답함	꿈에 시달림	잠을 못 잠
혀에 보라색 반점	얼굴색이 꺼칠함	헛소리
맥이 약하고 무력함	입술, 혀에 핏기가 없음	혀끝이 빨갛게 변함
운동을 못 함	어지러움	입술이 탐
	입안이 마름	맥이 빨라짐
	잠잘 때 땀 흘림	

4. 노총각의 설움

노총각 이씨는 전구 만드는 회사에 다니는데, 근무 시간이 매우 불규칙합니다. 8시간씩 3교대를 하는데 어떤 날은 남들처럼 아침에 일을 시작해서 저녁 때 끝나지만, 어떤 날은 저녁에 들어가서 아침에 나오기도 합니다. 그러다 보니 식사 시간이 불규칙해지고 그나마도 라면으로 때우기 일쑤였습니다. 결혼도 안 한 이씨에게 밥을 꼬박 챙겨 줄 사람은 없었으니까요. 노동 조합 간부이기도 한 그는 요즘 임금 협상 문제로 밤새 동료들과 이야기하고 술도 자주 마시게 되면서 점점 몸이 약해지는 것을 느꼈습니다.

잠을 자고 나도 피로가 풀리지 않고, 괜히 속이 메스껍고 밥을 먹으면 명치에 밥이 걸린 것만 같아서 끼니 때가 되어도 밥 생각이 별로 없습니다. 이러니 몸은 계속 마르고 얼굴도 말이 아닙니다.

이씨는 비에 병이 든 것입니다.

비에서 나타나는 병들

(1) 입맛의 이상

입은 비로 음식이 들어가는 첫 단계로, 비의 이상은 제일 먼저 입맛의 이상으로 나타납니다. 입맛이 싱거워지는 것은 비나 위가 한증 상태라는 표시이고, 입맛이 쓴 것은 간이나 담에 열이 있음을 뜻합니다. 입맛이 단 것은 위에 습과 열이 축적되었다는 표시이고, 입에서 냄새가 나는 것은 구강 질환 또는 위의 열증이나 소화 불량을 의미합니다. 그리고 신내가 나는 경우는 체한 것이 오래 된 것입니다.

(2) 갈증 또는 침을 흘리는 증세

일반적으로 갈증이 나는 것은 비, 위의 열증이며, 갈증이 별로 없거나 맑은 침을 흘리는 것은 비, 위의 한증입니다. 당뇨병 환자 가운데 갈증을 심하게 느끼는 사람이 있는데, 이런 사람은 비, 위의 열증으로 당뇨병이 생긴 것입니다.

(3) 식욕의 항진

밥을 잘 먹을 수 있는가 아닌가는 병의 예후에서 중요한 요소입니다. 밥을 먹을 수 있다는 것은 위의 기가 살아 있음을 의미하고, 위의 기가 살아 있다는 것은 후천적인 정기의 공급원인 비, 위가 제 기능을 함으로써 사기에 대항할 정기를 계속 보충할 수 있음을 뜻하므로 예후가 양호하다고 봅니다. 반대로 밥을 잘 먹지 못한다는 것은 위의 기가 매우 허해졌다는 표시여서 예후가 좋지 않다고 판단합니다.

밥을 먹고 조금만 지나면 속이 텅 빈 것 같아 자꾸만 입에 무엇인가를 넣고 싶어지는 사람이 있습니다. 이는 위의 열증인데, 열증이란 정상보다 기능이 항진된 상태라는 뜻입니다. 위에서 밥을 삭히는 기능이 정상보다 매우 항진되어 있어 음식을 금방금방 삭혀 버리기 때문에 자꾸 허기를 느끼게 되는 것입니다.

당뇨병이 있을 때 이런 증세가 나타납니다. 그러므로 이런 증세가 있는 당뇨병 환자에게는 위의 열을 없애는 치료를 하게 됩니다.

(4) 명치의 복잡한 느낌

복잡한 느낌이란, 배가 고픈 것 같기도 하고 안 고픈 것 같기도 하며, 아픈 것 같기도 하고 안 아픈 것 같기도 해서 음식을 먹고 싶은데 먹을 수 없는 상태를 말합니다. 이런 상태의 원인은 한증도 있고 열증도 있는데, 같이 나타나는 다른 증세에 따라 구분합니다.

(5) 밥을 많이 먹는데도 야위는 증세

밥은 남 못지않게 먹으면서 살이 안 찌는 사람이 있습니다. 주위에서 "너는 먹는 것 다 어디로 가니?" 하고 핀잔 듣는 사람이지요. 이는 위에 열이 있거나 비의 운화 기능이 부족하기 때문입니다.

위에 열이 있으면 위에서 정상 이상으로 음식을 소모시켜 버리기 때문에 살로 갈 영양분이 적어지고, 비의 운화 기능이 부족하면 위에서

삭힌 음식을 온몸으로 보내기 위해 비에서 흡수하는 작용이 시원찮아
집니다.

(6) 딸꾹질이나 구토

몇 분간만 해도 힘들고 짜증나는 딸꾹질은 아래로 내려가야 할 위의
기가 거꾸로 올라와서 일어납니다. 딸꾹질을 멈추기 위해 갑자기 놀래
키는 방법을 쓰는데, 이것이 종종 효력을 발휘합니다. 앞에서 말한 것
처럼 갑자기 놀라면 '기의 하강'을 유발합니다. 그러므로 거꾸로 올라
왔던 위의 기가 가라앉게 되는 것입니다. 만일 만성병이나 중병을 앓
는 사람이 갑자기 딸꾹질을 하면 위의 기가 곧 끊어질 가능성을 뜻하
므로 예후가 좋지 않습니다.

구토(嘔吐)는 구와 토로 구분하는데, 구는 구역질만 하고 음식물이
넘어오지 않는 상태이고 토는 음식물이 함께 나오는 상태를 말합니다.
술을 마신 후 마른 구역질을 하는 사람이 있는데, 이는 간의 기가 위를
침범한 경우입니다.

(7) 트림이나 신물이 넘어오는 증세

음식을 먹은 후 트림이 나오는 것은 일반적인 현상입니다. 그러나
비, 위에 병이 들면 아무 때고 트림이 나오게 됩니다.

(8) 복통

복통의 원인은 매우 다양하므로 주의 깊게 관찰하지 않으면 안 됩니
다. 복통을 크게 허증과 실증으로 구분할 수 있습니다. 다른 사람이 배
에다 손을 대든지 살짝 눌렀을 때 통증이 심해지든지 거부감이 들면
실증이고, 그렇게 했을 때 편안한 느낌이 들거나 통증이 완화되면 허
증입니다. 그 이유는 이렇습니다. 다른 사람이 손을 대면 그 사람의 기
가 환자에게 전달되고, 그 결과 환자의 기가 증가하게 됩니다. 실증(이
미 기가 과잉된 상태)인데 기가 더 많아지면 당연히 통증이 증가할 테
고, 허증이라면 부족한 기를 보태는 결과가 되어 통증이 완화되겠지요.

또 복통을 한증과 열증으로 구분할 수 있는데, 한증은 따뜻하게 했

을 때 통증이 완화되고 열증은 차게 했을 때 통증이 완화되는 것입니다. 이런 기본적인 분류 후에 부위에 따라 통증의 원인을 세부적으로 나누게 됩니다.

(9) 설사나 변비

설사는 육음 가운데 '습'과 관련되는 증세입니다. 비는 원래 그 특성상 습이 많은 장입니다. 음식물이 반액체 상태로 비로 들어오는 것이 그렇고, 비가 오행의 '토', 육기의 '습'에 속하는 것도 그렇습니다. 비의 습이 적당한 수준을 넘어서서 많아지게 되면 병을 일으키는데, 설사가 그 가운데 하나입니다. 습기가 많은 날씨일 때는 물론이고 비의 기능이 어떤 이유로 떨어지게 되어도 비의 습이 증가합니다.

설사도 한증과 열증으로 구분할 수 있습니다. 대변이 물같이 묽고 배가 꾸준히 아프다가 배를 따뜻하게 하면 통증이 완화되는 경우는 한증이고, 대변 냄새가 지독하고 거품이 섞여 있으면 열증입니다.

변비는 간, 신과도 관련되는 증세인데, 이렇게 구분합니다. 비, 위가 한증이라 대장에서 변을 잘 안 내보내는 상태, 노인들처럼 신의 음기가 부족해지면서 변이 굳어지는 상태, 정신적 긴장이 간의 소설 작용에 영향을 미친 상태, 열로 인해 대변이 굳어지는 상태 등.

(10) 황달

황달은 비, 위의 습이 한이나 열과 결합해 간, 담을 자극함으로써 일어나는 것으로, 한증인가 열증인가를 구분해 치료합니다.

(11) 배의 팽대

배가 팽대해지는 것은 가스나 물, 또는 피가 차 있기 때문입니다. 배가 팽대되는 현상을 '고창(鼓脹)'이라고 하는데 위에 가스가 찬 것을 기고(氣鼓), 물이 찬 것을 수고(水鼓), 피가 찬 것을 혈고(血鼓)라고 합니다. 고는 북, 창은 팽팽하게 커진다는 뜻이므로 고창은 배가 북처럼 커지는 증세라는 뜻입니다.

(12) 치통이나 잇몸이 붓는 증세

아랫잇몸엔 대장경이 이어지고, 윗잇몸엔 위경이 연결되어 있고, 이빨은 신과 관련됩니다. 이 증세는 구내염과 마찬가지로 위나 대장의 열이 상부로 올라와서 염증을 유발하는 조건을 이루는 것입니다. 그 열이 실증으로 오는 것(실열)일 때는 위나 대장 자체에서 오는 것이고, 허증으로 오는 열(허열)은 신의 음기가 부족하고 양기가 상대적으로 과잉되면서 올라오는 것입니다. 잇몸에서 피가 났다 안 났다 하거나 사랑니가 아팠다 안 아팠다 하는 것은 피로할 때 열이 위로 올라와 평소부터 좋지 않던 잇몸을 자극해 염증을 유발하기 때문입니다.

(13) 대하

대하는 여성들의 질 분비물로, 보통 냉이라고도 합니다. 손발이나 아랫배가 차면서 대하가 나오는 수가 많아서 그렇게 부르게 된 것 같습니다. 대하의 근본 원인은 비, 위의 습과 관련됩니다. 비, 위가 제 역할을 못 하면서 비, 위에 습이 많아지게 되고, 그 습은 임맥과 대맥(기경 팔맥)에 영향을 줌으로써 대하가 나타납니다. 또 간, 담이 비, 위에 영향을 주어 일어나는 경우, 신이 비에 영향을 주어 일어나는 경우도 있습니다.

대하는 한증으로만 일어나는 것이 아니고 열증으로 일어나는 경우도 매우 많습니다. 한증으로 오는 대하는 색이 하얗고 묽으며 비, 위의 한증이 같이 나타나고, 열증은 대하의 색이 누렇고 냄새가 고약하며 진합니다.

(14) 각종 출혈증이나 피멍

이 증세가 비와 관련되는 이유는, 비가 피를 통제하는 기능을 하기 때문입니다. 코피나 피를 토하는 것은 비, 위의 열이 올라가서 일으키는 현상이고, 비, 위의 기가 허약해졌을 때는 아래로 피가 나오는 하혈이 나타날 수 있습니다.

비의 병을 분류할 때 일단 허증과 실증으로 나눈다면, 허증은 음기보다 양기가 허한 증이 많고, 실증은 육음 가운데 습과 한이 결합해(한습) 비의 운화 기능을 방해하고 있는 상태나 습과 열이 결합해(습열) 비의 운화 기능을 억제하고 있는 상태가 특히 많습니다.

표 3

비의 운화 기능 허약 (비허증)	비의 운화 기능이 사기 때문에 장애를 받음(비실증)
식사량 감소	몸이 무거움
밥을 먹고 나면 속이 더부룩함	머리가 무겁고 모자 쓴 것처럼 답답함
구역질이나 꼬르륵 하는 소리	명치가 불편함
대변이 묽어짐	가슴이 답답함
손발이 참	조금만 먹어도 배가 부름
피로, 자꾸만 누우려 함	밥을 먹고 나서 속이 답답함
배가 아플 때 손으로 만지면 시원함	대변이 시원치 않음
체중이 감소하고 수척해짐	소변이 시원치 않음
몸이 붓고 가래가 생김	혀에 하얗거나 누런 태가 두껍게 낌
혀에 핏기가 없어지고 하얗고 번들거 　리는 태가 낌	대하(냉)가 나옴
맥이 느려지고 늘어짐	
얼굴이 누렇고 입술이 마름	

5. 상민이 아빠의 겨울

　손수레에서 과일을 파는 상민이 아빠는 날씨가 추워지자 또 걱정이 시작됐습니다. 옷을 몇 겹으로 두껍게 입어도 한겨울이 되면 뼈 속까지 시려 오는 추위가 우선 걱정스럽고 더욱 문제가 되는 것은 찬바람만 쐬면 그치지 않는 기침입니다. 상민이 아빠는 벌써 몇 년째 가을부터 봄까지 기침을 달고 삽니다. 어쩌다가 감기까지 겹치면 가래 기침으로 장사를 며칠씩 쉬어야 할 정도입니다. 그가 이 병을 치료하기 위한 노력을 안 해 본 것은 아니었습니다. 혹시 결핵이 아닌가 싶어 병원에서 가슴 엑스레이도 찍어 보았지만 폐에는 특별한 이상이 없고 기관지가 좀 안 좋다는 진단을 받았을 뿐입니다. 그때그때 약을 타다 먹으면 좀 가라앉다가 날씨가 조금만 추워지면 다시 재발이 되곤 했습니다.

큰 병이 아니라니까 일단 안심은 되었지만 몇 년 전 돌아가신 큰아버지처럼 나중에 나이가 들면 하루 내내 숨을 헐떡이면서 가래를 뱉어 내게 되지나 않을까 내심 걱정이 됩니다.

상민이 아빠는 폐에 병이 들었습니다. 찬 공기를 마시면 가래 기침이 악화되는 것으로 보아 폐가 한증 상태(폐한증)에 있는 것입니다.

폐에서 나타나는 병들

(1) 가래 기침(해수)

가래 기침은 감기 들었을 때나 그 밖의 폐에 관련된 병이 있을 때 가장 흔하게 나타나는 증세입니다. 가래 기침을 해수(咳嗽)라고 합니다. 해(咳)나 수(嗽)나 기침이란 뜻인데 가래는 나오지 않고 기침만 나오는 것을 해, 기침 소리는 나지 않으면서 가래만 나오는 것을 수라고 하고, 가래와 기침이 동시에 나오는 것을 해수라고 합니다.

가래 기침은 아래로 내려가야 할 폐의 기가 거꾸로 올라오는 반응입니다. 폐의 기는 비가 외부에서 받아들인 공기와 음식물에서 만들어진 순수한 기를 올리면 그것을 받아 온몸으로 내려보내는 작용(숙강 작용)을 합니다. 이 작용이 장애를 받아 기가 거꾸로 올라오면 기침이나 숨이 차는 반응을 일으키는 것이지요.

(2) 심한 가래 소리와 숨이 차는 증세

숨을 헐떡거리면서 목에서 그르렁거리는 소리가 끊이지 않는 노인들이 있습니다. 이런 경우 천식이라는 진단을 받는 수가 많습니다. 이러한 증세를 한의학에서는 효천(哮喘)이라고 하는데, 효(哮)는 가래 소리가 그르렁그르렁 나는 상태를 말하고 천(喘)은 숨이 차는 상태를 말합니다.

(3) 여러 종류의 가래

기침할 때 나오는 가래를 객담(喀痰)이라고 하는데, 이 가래도 상태에 따라 여러 가지로 구분합니다.

우선 한으로 말미암은 것(한담)은 색이 하얗고 묽으며 거품이 섞여 있습니다. 열로 오는 것(열담)은 색이 누렇고 진득진득해 뱉어내도 시원하지 않으며 심한 경우에는 비린내가 나기도 하고 피가 섞이기도 합니다. 습으로 오는 것(습담)은 맛이 달고 양이 많으며 잘 뱉어지는 특성을 가지고 있습니다. 조로 오는 것(조담)은 양이 적고 보통 열담과 결합해 나타납니다. 풍으로 오는 것(풍담)은 하얀색의 묽은 상태이거나 누런색의 진득진득한 상태이며 거품이 섞여 있어 한담과 비슷합니다.

(4) 가슴의 통증

가슴이 아픈 것은 심만이 아니라 폐와도 관련이 있습니다.

(5) 객혈

피를 토할 때 그 피가 위에서 올라온 것인지 폐에서 올라온 것인지를 구분해야 합니다. 폐에서 오는 것은 거품이나 가래가 섞여 있고, 위에서 올라오는 것은 음식물 찌꺼기들이 섞여 있습니다. 기침을 하면서 피가 같이 나오는 것을 해혈(咳血)이라 하고, 기침은 하지 않고 피만 토하는 것을 객혈(喀血)이라고 합니다.

(6) 목소리가 쉬는 증세

감기가 들거나 피곤할 때 목소리가 가라앉는 경우가 있습니다. 이는 폐나 신하고 관련이 되는데, 허증으로 오는 것과 실증으로 오는 것이 있습니다.

실증은 흔히 감기가 들었을 때 오는 것으로, 풍이나 한사가 폐를 침범해 일어나는 현상입니다. 허증은 과로할 때 상습적으로 생기는 형태인데, 폐의 음기가 부족해 생기는 것과 폐와 신의 음기가 동시에 부족해 생기는 것이 있습니다.

표 4

폐의 양기가 부족 (폐양허증)	폐의 음기가 부족 (폐음허증)
땀이 저절로 남	마른 기침
추위를 탐	적고 진하고 뭉쳐진 가래
감기에 잘 걸림	피 섞인 가래
가래 기침	쉰 목소리, 또는 목소리가 잘 나오지 않음
숨이 참	목구멍의 건조감
목소리에 힘이 없어짐	입 안의 건조감
말을 하기 싫어함	양 볼이 홍조를 띠고 오후에 약간의 열이 남
안색이 창백해짐	잠잘 때 땀을 흘림
묽은 가래	
맥이 무력해짐	

폐에 한사(寒邪)가 있음(실증) (폐한증)	폐에 열사(熱邪)가 있음(실증) (폐열증)
숨이 참	숨이 거칠어짐
묽고 맑은 가래가 많음	누런색 가래
심하면 숨이 차서 누울 수 없음	가래 기침
오한	목이 아픔
두통	열이 많이 남
콧물	갈증이 나고 물을 마심
재채기	혀는 빨갛고 맥이 빨라짐
맥이 긴장됨	오한이 약간 있음

폐의 병은 크게 허증과 실증으로 구분합니다. 허증은 양기가 허한 폐기허증과 음기가 허한 폐음허증이 많고, 실증은 한증을 나타내는 폐한증과 열증을 나타내는 폐열증이 많습니다.

6. 빈 자리 좀 없나?

맞벌이를 하는 40대의 경민이 엄마는 요즘 아침에 일어날 때면 예전과 달리 몸이 개운치 않습니다. 작년까지만 해도 회사 일이 힘들다는 생각을 별로 안 했는데, 얼마 전부터 아침에 일어나면 허리가 뻐근하고 몸이 푸석푸석하면서 어딘가 모르게 몸이 무거운 것이었습니다. 가만히 생각해 보니 지하철을 갈아 타기 위해 계단을 오르내릴 때 왼쪽 무릎이 약간 시큰거린 적도 있었습니다. 며칠 전부터는 소변이 시원치 않고 횟수도 잦아져서 병원에 갔더니 방광염이라고 해서 며칠째 다니지만 아직 별 차도가 없습니다. 오늘도 무거운 몸을 이끌고 출근길 붐비는 지하철에서 혹시 빈 자리가 없나 두리번거렸습니다.

경민이 엄마는 신에 병이 든 것으로, 신허증의 초기 상태인 것 같습니다.

신에서 나타나는 병들

(1) 허리와 무릎의 통증

요즘 디스크를 앓는 사람이 참 많습니다. 꼭 디스크가 아니라도 허리가 아픈 사람이 많지요. 허리가 아픈 것은 일차적으로 신과 관련되는데, 허리가 신의 반응이 나타나는 곳이기 때문입니다. 신의 음기나 양기가 약해지면 허리가 먼저 약해지고 다음에 다리에 증세가 나타납니다. 그러면서 허리와 다리 또는 무릎의 통증을 연속적으로 느끼게 되는데, 허리가 만성적으로 서서히 아프게 된 사람들 대부분이 신의 기가 약해져 있음을 볼 수 있지요.

(2) 유정(遺精)이나 성기능 저하

유정이란 정액이 비정상적으로 배출되는 것입니다. 몽정을 하거나 소변볼 때 같이 배설되는 것이지요. 유정을 포함한 성기능 저하는 신과 일차적으로 관련되지만, 심과도 밀접한 관련이 있습니다. 이를 좀더 자세히 살펴봅시다. 우선, 앞서 이야기한 심신 불교 상태가 되면 꿈속에서 사정을 하게 되고 성기능이 저하되면서 심의 열증이 동시에 나타납니다. 정신적으로 피로하거나 충격을 받아 성기능이 저하되는 이유는 바로 이 때문이지요.

다른 하나는 신에만 원인이 있는데, 신의 음기나 양기가 허약해져서 일어납니다.

(3) 귀울림이나 귀가 잘 안 들리는 증세

간에 병이 있을 때도 이런 증세가 나타나지만, 귀는 본래 신의 기가 통하는 감각 기관이므로 신과도 관련이 있습니다. 허증은 신의 음기가 약해져서 오는 것이고, 실증은 간의 양기가 과잉되어 일어나는 것이 많습니다.

(4) 소변과 관련된 증세

방광은 신과 표리 관계에 있기 때문에 신에 병이 생기면 소변에도 이상이 나타납니다. 소변의 횟수가 증가한다거나 소변볼 때 시원찮은 증세, 소변볼 때 따끔거리는 증세, 피가 섞여 나오는 증세 등이 신에 이상이 생겨서 나타나는 것들입니다.

(5) 몸이 붓는 증세

부종은 신과 일차적으로 관련되지만 비나 폐와도 관련이 있습니다. 폐, 비, 신은 모두 수분 대사에 관여하는 장이기 때문입니다. 신과 관련해서는 신의 양기가 허약해져서 발생합니다. 그때는 하지(下肢)에서 부종이 생기고, 음낭이 차면서 끈적거리고, 허리 아래가 무겁고, 소변

양이 적어지고, 다리가 시린 증세 등을 느낍니다.

본래 신이 허리와 그 아래를 담당하므로 그 부위에서 부종이 주로 발생하는 것입니다.

(6) 숨이 참

앞서 설명한 대로 폐는 내쉬는 숨을 담당하고 신이 들이쉬는 숨을 담당하므로 신에서도 숨이 차는 증세가 나타날 수 있습니다. 신에서 오는 것은 대개 허증입니다. 과로나 오래 된 병 그리고 노인이 되어 신의 기가 손상 받은 경우에 생기는데, 내쉬는 숨이 길고 들이쉬는 숨이 짧은 특징을 가집니다. 신의 기가 허해져서 생기는 숨차는 증세는, 장기적으로 진행되면서 쉽게 회복되지 않고 소변에 관련된 증세나 부종 등이 같이 나타납니다.

표 5

신의 양기가 부족 (신양허증)	신의 음기가 부족 (신음허증)
추위	머리가 어지럽고 띵함
손발이 참	눈앞이 어른거림
얼굴색이 창백해짐	귀울림
소변을 자주 봄	잠을 못 이룸
머리가 멍한 증세	건망증
귀울림	허리나 무릎이 시큰거림
소변 줄기가 가늘어지고 약해짐	뒤꿈치나 종아리가 뻐근해짐
몸이 붓는다	정액의 누설
성기능 저하	입 안의 건조
불임증	혀가 붉고 태는 별로 없음
혀에 하얀 태가 끼고 핏기가	맥이 가늘어짐
없어짐	발에서 열이 약간 남
맥은 가라앉고 느려짐	

신의 병은 대체로 허증이 많으며, 크게 음기가 약한 신음허증과 양기가 약한 신양허증으로 구분합니다.

지금까지 오장의 병 가운데 가장 기본적인 것들을 살펴보았습니다. 그러나 어느 한 장에 이상이 생기면 반드시 다른 장에 영향을 미칠 수밖에 없습니다. 그러므로 실제 임상에서는 각 장의 병들이 혼합되어서 매우 복잡하게 나타납니다. 오행론에서 설명한 오행의 상생·상극 관계, 상승·상모 관계는 바로 이러한 오장병의 변화를 설명하는 이론 틀인 것입니다.

육부의 병에 대한 설명도 따로 필요하지만 생략합니다.

8장

나는 어떤 체질일까?

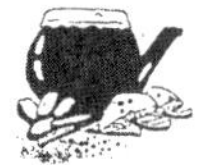

1. 체질을 바꾼다?

세상에는 갖가지 직업이 있습니다. 정말 하기 싫은 일인데도 살아가기 위해 할 수 없이 그 일을 하는 사람도 있지만, 자기가 하고 싶은 일을 즐겁게 하는 사람들도 있습니다. 사람에게는 이처럼 저마다 '소질'이란 것이 있습니다. 어떤 분야에서 뛰어난 업적을 남기는 일은 분명히 그 사람 자신의 노력 없이는 불가능하지만, 소질도 역시 필요합니다.

우선 자신이 하는 일에 소질이 있어야 즐거워하며 열심히 할 것이고, 똑같이 노력한다 해도 소질에 맞지 않는 사람보다 맞는 사람이 더 많은 성과를 낼 것이기 때문입니다.

소질(素質)이란 '본래의 바탕'이란 뜻으로, 선천적으로 타고난 성질이나 재능을 말합니다. 우리는 일상 생활에서 체질이란 말을 소질과 비슷한 의미로 쓰기도 합니다.

"나는 이 일이 체질에 맞는 것 같아!", "너는 역시 공무원 체질이야!" 하는 식으로 말입니다.

그 밖에도 체질이란 단어가 들어가는 표현은 참 많습니다. "보약도 체질에 맞지 않으면 아무 소용이 없다", "산성 체질을 알칼리성 체질로 바꾸어야 건강하다", "알레르기 체질을 바꿔 주어야 한다" 등등.

체질이란 말의 어휘적 의미는 '몸의 본바탕'이란 뜻입니다. 체질과 비슷한 의미로 기질이란 말을 쓰기도 하는데, 그 뜻은 '기(氣)의 본바탕'입니다.

체질, 소질, 기질

체질, 소질, 기질 모두 '질(質)'이란 글자가 들어가는데 이는 '본바탕'이란 의미로, 사람이 '본래 가지고 태어난 바탕'을 말합니다. 이 세 단어 모두 '선천적 특질'을 뜻하지만 그렇다고 세 가지가 모두 같은 것은 아니지요. 일반적으로 체질은 기질이나 소질을 포함하는 포괄적인 개념입니다. 기질은 선천적인 것 가운데서 감정적이고 정서적인 특질을 말하고, 소질은 선천적인 여러 특질들 하나하나를 가리킬 때 씁니다. 그러므로 체질은 여러 소질들이 합쳐서 이루어진 것입니다. 그러면 체질은 구체적으로 어떻게 정의할 수 있을까요?

체질은 한 사람이 가진 모든 선천적 특질을 종합적으로 뜻합니다. 신체적인 특질, 정신적인 특질, 그리고 어떤 병에 약하고 어떤 병에 강한가 하는 저항력까지 포함합니다. 체질은 평생 변하지 않을 뿐 아니라 자손에게도 전달됩니다. 그러므로 어떤 약을 먹어서 체질을 '바꾼다'는 표현은 원칙적으로 말이 되지 않는 것이지요.

한 사람이 나타내는 여러 현상들은 체질적인 바탕을 기본으로 해 후천적인 환경 요소에 따라 조금씩 달라집니다. 그렇지만 근본적인 체질은 변하지 않습니다. 예를 들어 사상 체질로 볼 때 소양인이라고 하면 소양인의 일반적 특질인 말이 빠르고 성격이 급한 현상이 나타나야 하는데 그렇지 않은 사람도 있습니다. 후천적인 훈련이나 경험을 통해 얼마든지 성격을 완만하게 하고 말을 느릿느릿 할 수 있기 때문이지요. 하지만 그 본질 속에는 성격이 급한 면이 그대로 들어 있습니다. 술을 마신다거나 화가 난다거나 할 때는 본래 기질이 드러나지요. 성격은 변할 수 있으나, 기질은 변하지 않습니다.

'성격'은 의지적이고 이성적인 측면을 가리키는 것으로 환경의 영향을 많이 받고, '기질'은 감성적이고 정서적인 측면을 가리키는 것으로 선천적인 특질과 관련되는 경향이 있다고 할 수 있습니다.

이렇게 되면 운명론에 빠질 수 있습니다. 흔히 팔자 탓을 하듯 '난 본래 체질이 이런데 별 수 있나' 하고 자신의 후천적인 노력을 무의미한 것처럼 생각해 버릴 수 있다는 것입니다. 하지만 그것은 잘못입니다. 뒤에 다시 나오겠지만, 예를 들어 체질적으로 위장이 허한 사람은 평생 위장병만 앓다가 먹고 싶은 것도 제대로 못 먹고 죽어야 할까요? 그렇지는 않습니다. 후천적인 노력을 통해 얼마든지 위장을 튼튼하게 고칠 수 있습니다. 다만 본질적으로 다른 장부에 비해 위가 허한 상태는 바뀌지 않으므로 다른 사람보다 더 많이 노력하고 조심해야 합니다. 바로 여기서 인간의 의지적 노력이 의미가 있는 것입니다. 그러므로 체질을 개선한다는 말은 아주 의미 있는 것입니다.

2. 사상 체질 의학

'사람이 가진 체질을 어떻게 분류할 것인가?'

이 문제에 대해 동서양을 막론하고 여러 이론들이 나왔습니다. 『황제내경』에서 오행적 속성에 따라 사람을 스물 다섯 가지로 분류한 것, 우리 나라 사람 이제마(1837~1900, 호는 東武)가 내놓은 사상 의학, 갈레누스라는 사람이 내놓은 네 가지 체액설, 근대에 들어와 크레치머라는 독일 의사가 체형을 기준으로 분류한 세 가지 체질설, 미국의 셀든이란 사람이 발생학상 배엽을 기준으로 분류한 세 가지 체질설 등이 있습니다. 이 밖에 생년월일시를 가지고 오행으로 분류하는 이론도 있습니다.

이제마가 1894년 그의 저서 『동의수세보원』을 통해 내놓은 '사상 체질 의학'은 여러 체질론 가운데 가장 획기적이고 체계적인 것으로 평가받고 있습니다. 그 근거는 우선 다른 이론에 비해 종합적이라는 것입니다. 다른 이론들의 체질 분류가 기질적 특성에 치중되었다든지,

단편적인 특질만을 분류한 것인 데 비해 사상 체질 의학은 한 사람이 가진 장부의 허실 구조와 기질적 특징, 그리고 그것의 윤리학적·철학적 바탕들을 종합적으로 정리, 분류하고 치료학적인 방법까지 제시함으로써 종합적인 체계를 갖추었다는 것입니다. 또한 사상 체질 의학은 거의 백 년 동안 실제 임상을 통하여 우리 나라 사람뿐 아니라 다른 다양한 인종들에게도 적용해 그 실효성과 과학성이 입증되었습니다.

집집마다 병원이면

만 가구가 사는 동네에 그릇 만드는 사람이 한 사람뿐이라면 그릇이 부족할 것이다. 그리고 백 가구가 사는 동네에 의사가 한 사람뿐이라면 사람 살리는 데 부족할 것이다. 그러므로 집집마다 모두 의학을 알고 사람마다 병을 알아서 다스리면 세상 사람들이 모두 오래 살 수 있을 것이다.

이제마는 『동의수세보원』의 마지막 부분에서 사상 체질 의학의 의의를 이렇게 말하고 있습니다. 모든 사람들이 사상 의학을 이해해 스스로 자기 건강 관리를 하게 하는 데 기여하고 싶다는 바람이 담겨 있지요.

흔히 사상 의학 하면, '내 체질은 무엇이고, 내게 맞는 약과 음식은 무엇일까'를 생각하지만, 사상 의학은 단순히 사람을 네 가지로 구분하는 기술을 넘어서서 우주와 사회 그리고 인간을 모두 총체적 사원(四元) 구조로 파악하는 종합적 인간학인 동시에 사람의 병을 치료하는 구체적인 의학 이론입니다.

이제마는 사람의 체질이 네 가지 종류로 구분될 수 있다고 했으며, 이러한 체질의 차이는 각자의 속에 들어 있는 '장부의 허실 구조'가 본질적으로 서로 다르기 때문임을 밝혔습니다. 장부의 허실 구조가 다르다는 말은, 사람은 날 때부터 체질적으로 어떤 장부는 허하고 어떤 장부는 실하게 결정되어 있다는 뜻입니다. 그러므로 실하게 태어난 장부는 평생 동안 본질적으로 허증이 절대 오지 않고, 허하게 태어난 장부는 평생 동안 실증이 절대 오지 않을 것입니다.

이것은 매우 획기적인 이론입니다. 기존의 이론들이 사람을 분류할 때 단편적으로 성격이나 기질의 특성만을 기준으로 하거나 일부 병에 대해 민감한 체질만을 분류하는 식으로 매우 초보적인 수준이었던 것에 반해, 이제마의 사상 의학은 체질을 분류하는 이론적 기초를 이렇게 본질적인 장부의 구조적 특질로 밝힌 것입니다. 그러므로 이 이론에 따르면 어떤 병에 잘 걸리고 어떤 병에 잘 걸리지 않는 특징을 총체적으로 파악할 수 있고, 기질적 특성이나 병을 치료하는 방법 그리고 일상적으로 건강을 관리하는 방법까지도 체계적으로 알 수 있습니다.

네 가지 체질별 장부의 허실 구조를 보면 다음과 같습니다.

태양인	태음인	소양인	소음인
폐 —— 간	폐 —— 간	비 —— 신	비 —— 신
실 허	허 실	실 허	허 실

이제마는 오장육부 대신에 네 가지 장부만을 말하는데, 사장(四臟)에는 폐, 간, 비, 신이 들어갑니다. 이 사장 사이의 허실 관계가 어떤 구조이냐에 따라 사람의 체질이 달라진다는 것입니다(본래 『동의수세보원』에서는 허실이란 말 대신 대소(大小)란 말을 쓰고 있으나 결국 허실이란 의미로 생각할 수 있습니다. 그리고 사장에서 빠진 심장은 어떻게 된 것인가 하는 문제는 이 책의 범위를 넘어서는 것입니다). 이러한 장부의 허실 구조는 한 사람의 기질이나 성격, 체형, 그리고 특정한 병에 대한 저항력 등을 결정하는 기초가 됩니다.

202

표 1   각 체질의 특성

	태양인	태음인	소양인	소음인
얼굴형	머리가 크며 둥근 편이다. 특히 목덜미와 뒷머리가 발달되어 있고, 하관이 빠르고 눈이 작다	원형 또는 타원형. 눈·코·입·귀가 크고 입술은 대체로 두툼하다	머리가 앞뒤로 나오거나 둥근 편이며, 표정이 밝다. 턱은 뾰족한 편이고 입은 과히 크지 않으며 입술이 얇다. 특히, 눈매가 날카롭다	용모가 오밀조밀 잘 어우러져 있다. 눈·코·입이 그다지 크지 않고 입술은 얇다. 눈에 정기가 없다
체형의 특 징	체구가 단정한 편이나 상체에 비해 하체와 허리가 약해 보인다. 대체로 몸은 마른 편이고, 깔끔한 인상에 눈에 광채가 있다	체격이 큰 편이고 근육과 골격이 발달. 키가 크며 몸이 비대한 사람이 많다. 특히 손발이 크고 허리가 굵은 편이며 상체보다는 하체가 더 충실하다. 의젓하고 무게가 있어 보이며 여자는 미인이 적다	상체에 비해 하체가 약하며, 특히 다리가 가늘다. 살이 찐 사람은 드물다. 가슴 주위가 발달. 경쾌해 보이나 가벼워 보이는 인상. 걸을 때 항상 먼 곳을 보고 걷는다	상체에 비해 하체가 발달. 살과 근육이 비교적 적으나 골격은 굵은 편임. 키와 몸집은 대체로 작은 편이지만, 몸매에 균형이 잡힌 사람이 많다. 얌전하고 온화한 인상. 미남미녀가 많다
체질적 특 성	폐의 기능이 좋고 간의 기능이 약하다. 오래 앉아 있거나 오래 걷지를 못한다. 소변이 많다. 청각이 특히 발달. 여자 중에는 몸이 건강해도 아이를 잘 낳지 못하는 경우가 많다	간의 기능이 좋고 폐·심장·대장·피부 기능이 약함. 땀을 많이 흘림. 그러나 땀이 많이 나는 것이 좋다. 후각이 특히 발달. 여자는 겨울에 손발이 잘 튼다	비위(脾胃)의 기능이 좋고 신장의 기능이 약함. 몸에 열이 많음. 소화력이 왕성함. 땀이 별로 없다. 시각이 특히 발달. 남자는 정력 부족인 경우가 많고 여자는 다산하지 못한다	신장의 기능이 좋고 비위의 기능이 약함. 허약 체질, 냉성 체질. 땀이 별로 없으며 땀을 많이 흘리지 않는 것이 좋다. 미각이 특히 발달. 피부가 보드라운 여자는 겨울철에 손발이 잘 트지 않음. 무의식중에 한숨을 잘 쉰다
기질적 특 성	머리가 명석하며 과단성·진취성·영웅심·자존심 등이 특히 강하다. 독창적이다. 의욕 과잉으로 주위와 화합이 잘 안 되며 독선적이다. 남을 비난하기 좋아하고 분노를 잘 일으킨다. 천재형·발명가·전략가·혁명가·음악가 기질. 위인이 아니면 오히려 무능력자가 되기 쉽다	인자하고 마음이 너그럽고 활동적이다. 집념과 끈기가 있고 점잖으며 묵묵히 실천한다. 외곬이며 고집이 세고, 음흉하여 속마음을 잘 드러내지 않는다. 욕심과 교만함이 있다. 여자는 애교성이 적다. 게으를 때는 한없이 게으르다. 호걸형·낙천가 타입. 겁쟁이·사업가·정치가 기질	외향적이고 명랑하며 재치가 있고 판단이 빠름. 다정다감하고 봉사와 희생정신이 있으며 이해관계에 따라 마음이 변치 않는다. 강직하고 의분을 참지 못함. 성질이 급하고 경솔하며 실수가 많다. 화를 잘 낸다. 계획성이 적다. 비판적이며 체념이 빠르다. 대인관계는 원만하나 가정을 소홀히 하는 경향이 있다. 상인·군인·봉사자·중개인·서비스업 종사자 기질	사색적이고 매사에 치밀하며 착실하다. 판단력도 빠르고 머리도 총명하며 예의바르다. 세심하고 내성적이며 자기본위적이다. 질투가 심하고 계산적이며 화가 나면 쉽게 마음을 풀지 않는다. 늘 불안정한 마음을 갖고 작은 일에도 속상해 한다. 여자인 경우에는 꼼꼼하게 살림을 잘한다. 지사형(志士型)·꽁생원 타입. 교육자·종교가·학자·사무원 기질
발병률 이 높은 질병	간장질환·소화불량(신트림)·식도경련·식도협착·불임증·안질·각약(脚弱)·상기(上氣) 등	급성폐렴·기관지염·천식·심장병·고혈압·중풍·습진·종기·두드러기·알레르기·대장염·치질·변비증·노이로제·감기·맹장염·장티푸스·가스중독·황달 등	신장염·방광염·요도염·조루증(정력 부족)·불임증·상습요통·협심증·주하증 등	소화불량성 위염·위하수·위산과다증·상습복통 등의 급만성 위장병. 우울증·신경성 질환·수족냉증·차멀미·더위 타는 병·설사·외한증(추위 타는 병) 등

* 이철호, 『사상 체질로 본 인간학, 체질대로 삽시다』(1988)에서 인용.

사상 의학과 비슷한 '팔상 의학'이란 것이 있습니다. 글자 그대로 여덟 가지로 체질을 구분하는 것인데, 사상 체질을 각각 두 가지로 분류해 여덟 가지가 됩니다. 말하자면 태양인 1형·2형, 태음인 1형·2형 하는 식으로 구분하는 것입니다. 팔상 의학은 침 치료학 부분에서는 일정한 이론을 세우고 성과를 내고 있지만, 약물 치료학 부분에서는 아직까지 사상 의학과 구분할 만한 체계가 없습니다.

3. 나는 어떤 체질일까?

'나는 어떤 체질일까?'

사상 의학을 보다 보면 당연히 나오는 물음입니다. 그런데 이것을 알아내기가 쉽지 않습니다. 이것 같기도 하고 저것 같기도 해 모호한 경우가 매우 많기 때문입니다. 심지어 사상 의학을 전문으로 하는 한 의사들도 한 사람을 놓고 서로 다르게 판단하기도 합니다. 사실 사상 의학 임상에서 가장 난해한 부분이 바로 체질을 감별하는 것입니다. 사상 의학을 창안한 이제마도 체질 감별에 많은 어려움을 느꼈다고 합니다.

한번은 어떤 처녀가 중한 병으로 찾아왔는데 아무리 뜯어보아도 체질을 알 수 없었다. 처녀는 원래 부끄러움이 많아서 본성을 잘 나타내지 않으므로 더욱 가리기가 어려웠다. 그래서 비상 수단을 쓰기로 하고 사람들을 밖으로 내보낸 후 단 둘이 있는 데서 옷을 하나씩 벗으라고 명했다. 처녀는 의사의 명이니 거역할 수 없어 부끄러움을 무릅쓰고 하나씩 옷을 벗기 시작했다. 나중에 속옷만 남았는데 마저 옷끈을 풀고 일어서라고 하니 처녀는 어쩔 줄 몰라 쩔쩔매다가 겨우 일어서려 했다. 이때 내가 옷을 잡아채자 처녀는 수치를 참을 수 없어 악을 쓰며 반항을 했다. 아마 겁탈을 당하는 줄 알았나 보다. 이러는 사이에 그의 본성을 알 수 있었으므로 '옳다, 알았다. 이제 옷을 입어라' 하고 소양인 체질로 단정했다. 후에 약을 써서 불치의 병을 고쳤다 한다.

(홍순용, 『이동무 공의 생애와 사상』)

체질을 안다는 것은 곧 한 사람의 본성을 안다는 것이므로 그것이 쉬울 리는 없습니다. 그래서 지금까지 체질을 정확하게 분류하기 위해 여러 방법이 동원되었는데, 그 가운데 몇 가지 방법을 소개합니다.

첫째, 체형을 가지고 분류하는 방법이 있습니다. 사람을 세워 놓고 가슴 이상이 발달했는가 가슴 이하가 발달했는가를 따져 전자이면 태양인이나 소양인이고, 후자이면 태음인이나 소음인에 해당하는 것으로 봅니다. 다시 뒷목 부근이 다른 부분보다 발달했으면 태양인, 흉곽이 발달했으면 소양인, 배가 발달했으면 태음인, 아랫배나 엉덩이가 발달했으면 소음인 하는 식으로 구분합니다. 그러나 이 방법만 가지고 체질을 구분하는 데는 많은 한계가 있습니다. 운동을 많이 하거나 나이가 들어서 체형이 변하는 수가 많기 때문이지요.

둘째, 성격이나 기질, 인상을 보는 방법이 있습니다. 우선 인상을 보아 체질을 대강 구분합니다. 태양인은 눈에 매우 광채가 있거나 날카로우면서 몸이 마른 형이고, 소양인은 마르고도 신경질적인 인상을 가지고 있습니다. 태음인은 느긋하면서도 겁이 많고, 소음인은 소심하고 답답한 인상을 줍니다. 이렇게 일차로 구분을 하고 자연스럽게 대화를 하면서 그 사람의 성격 또는 기질을 파악해 내 어떤 체질인가를 알아냅니다. 성격이나 기질을 알아내기 위해 설문 조사법을 쓰기도 합니다. 이 방법은 많은 경험을 통해 숙달되는 것입니다.

셋째, 나타나는 병의 증세를 분석하는 방법이 있습니다. 예를 들어 태양인은 다리가 무력해지면서 특유의 뒷목이 땅기는 증세가 심하게 나타납니다. 태음인은 간의 실증으로 눈이 충혈되거나 피로하고, 열이 오르면서 얼굴이 달아오르고, 혈압이 오르든가 중풍이 오든가 합니다. 소양인은 신허증으로 소변을 자주 보고, 허리나 무릎이 잘 아프며, 발바닥이 화끈거리는 증세가 잘 나타납니다. 소음인은 소화 불량이 오면서 변이 묽어지는 증세가 나타납니다. 그러나 실제로는 이렇게 단순하게만 분석하는 것은 아니고 사상 체질별 병의 원리를 다각적으로 따지게 됩니다.

넷째, 복진을 해서 알아내는 방법이 있습니다. 이것도 증세를 분석하는 방법의 하나라고 할 수 있습니다. 각 체질은 특정한 증세 또는 증이 하나의 계통을 가지고 나타나며 이러한 증은 배를 눌러 보아 알 수 있습니다. 예를 들어 '흉협고만(胸脇苦滿)'이라는 복진 소견은 양 갈비 밑이나 속을 눌렀을 때 매우 민감한 통증을 느끼는 것을 말하는데, 소양인이나 태음인에게서 많이 나타납니다. 소음인은 배 전체가 특별한 저항감이 없으면서 무력한 반응을 보이고, 명치의 압통이나 흉협고만이 별로 나타나지 않습니다. 복진 소견을 분석하는 방법은 대개 증세를 분석하는 방법과 결합해 응용합니다.

다섯째, 맥진을 하는 방법이 있습니다. 맥진 소견도 복진과 마찬가지로 증세를 분석하는 방법과 결합해 응용합니다. 예를 들어 소음인은 맥이 매우 무력하고 빠르지 않은 소견이 나타나고, 소양인은 빠르면서 긴장되어 있는 소견을 보인다는 식입니다.

그런데 팔상 의학을 연구하는 한의사들 가운데는 각 팔상 체질별로 정해진 맥진 소견을 찾아내 이 맥진 소견만 가지고 체질을 구분하는 사람도 있습니다.

여섯째, 약을 복용시킨 후 반응을 보는 방법입니다. 이제마는 각 체질별로 병을 치료하는 약과 처방들을 개발해 정리해 놓았습니다. 만약 처방이 그 사람의 체질과 정확히 맞지 않을 경우에는 거부 반응이나 증세가 악화되는 반응이 나타나고, 맞을 경우에는 호전 반응이 나타납니다. 이를 통해 어떤 체질이라고 생각되면 그 체질에 해당하는 처방을 이틀 정도 복용시켜 보아 특별한 거부 반응이 없으면 그 체질로 간주하는 방법입니다.

인삼이나 꿀은 본래 소음인 체질에 해당되는 약인데, 태음인에게도 특별한 거부 반응이 없는 것으로 되어 있습니다. 그러므로 인삼을 먹고 열이 오른다면 일단은 태양인이나 소양인으로 간주할 수 있을 것입니다(태음인 가운데 이열증이 심한 사람은 열이 오르기도 합니다).

일곱째, 침 치료를 시행해 반응을 보는 방법입니다. 본래 『동의수세보원』에는 체질별로 침 치료를 시행하는 이론이 정리되지 않았고 약물학에 대해서만 정리되어 있습니다. 그런데 후에 이병행이라는 학자가 『동의수세보원』의 이론을 기초로 각 체질별로 즉석에서 호전 반응이 나타나는 특정한 혈을 체계화했습니다. 이 침법을 '태극 침법'이라고 합니다.

팔상 의학 연구자인 한의사 권도원 씨는 오행 침법을 응용한 체질별 침 치료법을 체계화했는데, 이를 시술해 그 반응을 보고 체질을 감별하기도 합니다. 최근에는 레이저를 이용한 오행 체질침을 시행해 그 반응을 보고 체질을 감별하는 방법도 응용되고 있습니다.

여덟째, 근력 조사를 통해 반응을 보는 방법입니다. 이 방법은 체질의학을 연구한 양의사 이명복 씨가 체계화한 것입니다. 체질마다 맞거나 맞지 않는 약과 식품이 있는데, 맞는 것을 손에 쥐면 그 사람의 근육 힘이 강해지고 맞지 않는 것을 쥐면 근육의 힘이 약해지는 것을 응용한 것입니다. 이때 어깨나 팔 또는 손가락의 힘을 조사하는 것이 가장 효과적이라고 알려져 있습니다.

예를 들어 오가피라는 약은 태양인에게서 근력이 강해지고, 무는 태양인에게서만 근력이 약해집니다. 검정콩이나 오이는 태양인과 소양인에게서 힘이 강해지고, 태음인과 소음인에게서는 힘이 약해집니다. 그러나 자기에게 맞는 것과 맞지 않는 것을 쥐었을 때의 근력의 차이가

표 2   근력 조사를 통한 체질별 음식표

	해 로 운 식 품	유 익 한 식 품
태 양 인	찹쌀, 차조, 수수, 흰밀가루, 흰콩, 율무, 땅콩, 흰설탕, 참깨, 참기름, 무, 당근, 도라지, 더덕, 마, 열무(무잎), 미나리, 샐러리, 유색상추 모든 육류, 우유, 요구르트, 베지밀, 계란, 기름진 음식, 흰소금 사과, 밤, 대추, 호두, 은행, 참외, 멜론, 수박, 꿀, 로열젤리, 화분, 인삼, 녹용, 영지, 홍차, 커피, 비타민 A·B·D·E, 술, 모든 약	쌀, 현미(통밀가루), 보리, 팥, 검은콩, 유색콩, 호밀, 검은깨, 들깨, 모밀, 메조, 포도당, 황설탕, 천일염(개암죽염), 초콜릿, 배추, 양배추, 케일, 푸른상추, 푸른야채, 연근, 우엉, 파, 양파, 고추, 생강, 마늘, 호박, 가지, 오이, 토마토, 김, 미역, 다시마, 기타 해조류 바다에서 나는 어패류, 특히 새우, 조개, 게, 굴, 오징어, 청어, 고등어 배, 감, 곶감, 포도, 귤, 오렌지, 모과, 복숭아, 잣, 살구, 딸기, 바나나, 파인애플, 구연산, 비타민 C, 오가피, 녹차
태 음 인	모밀, 흰밀가루, 검은콩, 녹두, 검은깨, 들깨, 흰설탕, 초콜릿, 흰소금 배추, 양배추, 케일, 유색상추, 미나리, 샐러리, 숙주나물 조개류, 게, 새우, 굴, 오징어, 낙지, 갈치, 고등어, 청어 감, 곶감, 포도, 대추, 참외, 멜론, 모과, 영지, 결명자, 구기자, 오미자, 오가피, 비타민 E, 술	쌀, 현미, 통밀가루, 찹쌀, 차조, 수수, 보리, 흰콩, 땅콩, 유색콩, 율무, 감자, 고구마, 황설탕, 천일염(개암죽염) 무, 당근, 도라지, 더덕, 연근, 우엉, 마, 시금치, 푸른상추, 마늘, 파, 양파, 생강, 두부, 콩나물, 가지, 호박, 미역, 김, 다시마, 소고기, 개고기, 닭고기, 우유, 계란, 여러 가지 생선 사과, 귤, 수박, 밤, 호두, 잣, 은행, 인삼, 녹용, 갈근, 구연산, 비타민 A·B·C·D
소 양 인	찹쌀, 자소, 수수, 흰밀가루, 흰콩, 율무, 김자, 고구마, 참깨, 참기름, 흰설탕, 흰소금 파, 양파, 당근, 도라지, 더덕, 마, 생강, 카레, 후추, 겨자, 유색상추, 미역, 김, 다시마 닭고기, 개고기, 노루고기, 양고기, 조기 사과, 귤, 오렌지, 레몬, 밤, 대추, 호두, 인삼, 녹용, 꿀, 화분, 비타민B, 술	쌀, 현미, 보리, 팥, 통밀기루, 유색콩, 모밀, 검은깨, 들깨, 땅콩, 황설탕, 천일염(개암죽염), 배추, 양배추, 케일, 푸른상추, 푸른야채, 시금치, 열무, 미나리, 샐러리, 오이, 마늘, 무, 연근, 우엉, 토란, 가지, 호박 돼지고기, 소고기, 계란, 대부분의 어패류 배, 감, 곶감, 포도, 참외, 수박, 딸기, 멜론, 바나나, 파인애플, 영지, 결명자, 구기자, 오미자, 비타민 E·C, 구연산
소 음 인	보리, 팥, 흰밀가루, 모밀, 수수, 검은콩, 녹두, 율무, 땅콩, 검은깨, 들깨, 흰설탕, 흰소금 배추, 양배추, 케일, 유색상추, 미나리, 샐러리, 도라지, 더덕, 당근, 오이, 참외, 수박, 멜론 돼지고기, 조개, 새우, 게, 굴, 오징어, 낙지, 갈치, 고등어, 청어 감, 곶감, 포도, 밤, 잣, 은행, 배, 바나나, 영지, 결명자, 구기자, 오미자, 비타민E, 찬음식, 얼음	쌀, 현미, 찹쌀, 차조(통밀가루), 흰콩, 옥수수, 감자, 고구마, 황설탕, 천일염(개암죽염), 푸른상추, 시금치, 파, 양파, 생강, 마늘, 고추, 후추, 카레, 참기름, 무, 연근, 우엉, 미역, 김, 다시마, 파래, 가지, 호박, 닭고기, 개고기, 소고기, 양고기, 염소고기, 보통생선 사과, 귤, 오렌지, 토마토, 복숭아, 대추, 인삼, 녹용, 꿀, 구연산, 비타민 B·C

* 이명복 씨의 정리(『의료대백과 사전』에서 인용)

미약하기 때문에 판단하기가 쉬운 것은 아닙니다.

우리 나라 사람은 태음인이 절반 정도를 차지한다는 게 사상 의학자들의 일반적인 의견입니다. 그 다음으로 소양인과 소음인이 서로 비슷한 정도이고, 태양인은 흔치 않은 체질로 알려져 있습니다. 사상 의학에서는 각 체질에 맞는 음식과 맞지 않는 음식을 제시해 일상적인 건강 관리에 응용하게 합니다. 자기 체질에 맞는 음식물을 섭취하면 만성적인 질병을 치료할 때 효능을 볼 수 있습니다.

4. 두 가지 이론

"선생님, 제가 인삼이 맞는 체질인지 아닌지 좀 봐 주세요."

"소양인인데요. 소양인은 사상 의학적으로 인삼이 맞지 않습니다."

"어머, 그래요. 얼마 전에 한약을 지어 왔는데 거기에는 인삼이 들어 있던데…… 근데 그 약을 먹었더니 좋던데요. 손발이 차고 피로할 때 인삼에다 대추를 넣고 달여 먹으면 피로도 풀리고 해서 인삼이 맞는 줄 알았는데……."

소양인이나 태양인은 인삼을 전혀 먹을 수 없는 것일까요? 앞의 체질별 음식표를 보면 인삼은 소음인이나 태음인에게 적합한 것으로 되어 있고, 태양인이나 소양인에게는 적합하지 않은 것으로 되어 있습니다. 그러나 '태양인이나 소양인이 인삼을 먹으면 절대 안 된다'고 잘라 말할 수는 없습니다. 이 문제를 이해하기 위해서는 증치(證治) 의학과 체질 의학의 이론적 차이를 알아야 합니다.

증치 의학이란 '증(證)을 진단해 치료'하는 한의학의 일반적 이론이고, 체질 의학이란 '체질을 진단해 치료하는' 한의학의 한 이론입니다(체질을 어떻게 분류하느냐에 따라 여러 종류의 체질 의학이 나올 수 있지만, 여기서 말하는 체질 의학은 지금까지 주류를 이루고 있는 사상 의학을 가리키는 것입니다).

다시 말해서 증치 의학은 환자의 상태를 오장육부별로 어떤 '증'인가를 최종 판단해 그 증을 치료하는 것입니다. 따라서 이 증은 병이 어떤 원인과 기전으로 생겼는가에 따라 달라질 수 있습니다. 그러므로 병이 생길 때마다 상태에 따라 그때그때 변증을 해야 하고, 변증 결과에 따라 처방이 달라지는 것이지요. 예를 들어 감기가 걸렸을 때 폐열증이 나타나기도 하고 폐한증이 나타나기도 하는 식입니다. 그러므로 똑같은 사람이라 해도 인삼을 써야 하는 병이 있고 써서는 안 되는 병이 있다고 보는 것입니다. 인삼은 주로 비와 폐의 양기를 보충하는 작용을 하므로 만약 비와 폐의 양기가 허증 상태인 경우에는 처방이 가능하겠지만, 실증 상태일 때는 처방할 수 없을 것입니다.

그런데 체질 의학의 입장에서는 근본적으로 사람마다 체질이 정해져 있으므로 그 증이라는 것도 정해진 체질에 따라 일정하게 유형이 정해져 있다는 것입니다. 그러므로 그 증을 정확히 알기 위해서는 체질을 알면 된다는 것입니다. 예를 들어 소양인은 비, 위가 실하고 열이 있는 체질이기 때문에 평생 동안 비, 위가 한증(비한증, 위한증)으로 되는 경우는 없다는 것입니다. 말하자면 소양인이 비, 위에 병이 오면 열증이나 실증, 음허증이 오지 한증이나 양허증 등은 올 수 없다는 것이지요. 반대로 소음인은 비, 위가 허하고 차기 때문에 항상 허증이나 한증이 오지 열증은 올 수 없다는 것입니다. 그러므로 인삼은 비나 폐의 양기를 돋우는데 소양인은 본래 체질적으로 양기가 과잉되어 있는 상태이므로 인삼을 쓰면 해롭다고 하는 것입니다.

그럼 이 두 이론의 차이를 어떻게 이해해야 하며, 소양인이 인삼을 먹고 호전 반응을 보인 사실은 어떻게 설명해야 할까요? 결론부터 말하면 증치 의학과 체질 의학은 대립되는 이론이 아니며 결국은 같은 것입니다. 체질 의학은 '본질적으로 정해진 증'을 중심으로 보는 것이고, 증치 의학은 겉에 나타나는 '현상적인 증'을 중심으로 보는 것일 뿐이지요. 현상적인 증은 변할 수 있지만 본질적인 증은 변하지 않습니다. 예를 들어 소양인이 현상적으로 대변도 묽고 손발도 찬 비한증이 나타날 수 있습니다. 본래 이 사람이 비열증이었는데 찬 음식을 많이 먹어 한사에 상함으로써 현상적으로 비한증이 나타난 것이지만, 본질적으로 비열증이라는 것이 변한 것은 아닙니다. 이럴 때 비에 양기를 보충하는 인삼 같은 약을 먹으면 호전 반응이 나타나지만, 현상적인 비한증이 어느 정도 치료되었는데도 그 약을 계속 먹으면 다시 악화하는 반응이 나타납니다. 또 이 사람에게 처음부터 비열증을 치료하는 약(인삼과 반대되는 성질의 약)을 주어도 호전 반응이 나타납니다. 왜냐하면 이 사람이 본질적으로 비열증이라는 상태는 변하지 않았기 때문이지요. 따라서 이 사람이 계속 비열증을 치료하는 약을 먹어도 악화되는 반응은 나타나지 않습니다. 이것이 증치 의학과 체질 의학의 차이입니다. 그러므로 어떤 경우에는 서로 반대되는 약을 써도 똑같이 호전 반응이 나타날 수 있습니다.

결론적으로, 소양인이나 태양인에게 인삼을 사용할 수 있습니다. 하지만 항상 가능한 것은 아니며 인삼을 써야 할 증세가 있는 경우에 한합니다. 이러한 원리는 다른 체질에도 똑같이 적용할 수 있습니다.

체질 의학의 우수성은 사람이 가진 본질적이고 구조적인 증을 쉽게 파악할 수 있다는 점이고, 증치 의학은 각 병마다 나타내는 증의 변화를 그때그때 잡아낼 수 있다는 장점이 있습니다. 체질 의학이 사람이 타고난 본질적 증을 찾아 치료하는 것이기 때문에 체질 의학적 치료는 만성병에 효과적입니다. 이제마도 자신이 오랫동안 태양인 특유의 병, 즉 하지가 무력해 잘 걷지 못하는 병과 음식을 먹으면 얼마 후에 토하는 병을 앓으면서 자신의 병을 연구하다가 사상 의학을 창안했다고 합니다. 반면에 증치 의학은 급성병 치료나 병이 깊이 들어 있지 않은 경우 임기 응변이 뛰어난 특징을 보여 줍니다.

증치 의학과 체질 의학, 이 두 가지는 결국 음과 양의 평형이라는 하나의 목표를 이루기 위한 방법상의 차이일 뿐 서로 모순되는 것은 아닙니다.

9장
침 맞고, 뜸 뜨고, 약 먹고

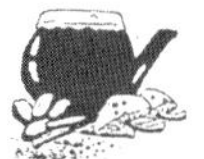

1. 몸이 원하는 대로

"이럴 때는 밥을 먹는 게 좋아요, 안 먹는 게 좋아요?"

며칠 전부터 밥을 먹으면 속이 풍선처럼 팽팽해지는 것 같고 명치가 답답하다는 환자가 이렇게 묻습니다.

"몸이 원하는 대로 하십시오."

"예? 그게 무슨 뜻이지요?"

"너무 어렵게 생각하지 마십시오. 몸이 밥을 원하면 밥을 먹으면 되고 원하지 않으면 안 먹으면 된다는 겁니다."

병을 치료하는 기본 원칙은 몸이 원하는 것을 찾아 그대로 해 주는 것입니다. 설사를 치료하는 가장 좋은 방법은 밥을 먹지 않는 것이지요. 왜냐하면 몸에서 설사를 일으키는 것은 음식물을 받아들일 의사가 없다는 표시이기 때문입니다. 아이가 우는 것은 어떤 요구 사항이 있기 때문입니다. 그 요구 사항을 제대로 알아서 처리해 주기 전까지 아이는 절대 울음을 그치지 않습니다. 마찬가지로 병이 낫기 위해서는 몸이 원하는 것이 제대로 해결되어야 합니다.

통증은 고마운 것

우리 몸이 느끼는 모든 증세(불편한 느낌)는 바로 몸이 무엇인가를 원하고 있다는 신호이고, 진찰은 몸이 무엇을 원하고 있는가, 즉 신호의 의미를 찾아내는 과정입니다. 모든 통증은 하나의 반응이고 귀중한 신호입니다. 한의학의 "기의 흐름이 통하면 아프지 않고, 통하지 않으면 아프다"는 말은 매우 재미있고 정확한 표현입니다.

갑자기 두통이 나면 이는 "지금 머리 속에 문제가 생겼으니 빨리 해결해 달라"는 신호입니다. 만약 그 신호가 스트레스가 심하니 좀 쉬게 해 달라는 것이면 바람 좀 쐬고 잠을 푹 자면 해결되겠지만, 위장병으로 생긴 두통이라면 위장병이 해결되기 전까지는 가라앉지 않을 것입니다. 만약 당장 괴로워서 진통제나 매일 먹으며 버틴다면 이는 몸을 무시하는 처사이며 화를 불러들이는 일입니다. 정당하고 성실한 요구 사항을 진통제로 무마해 버린다면 몸은 조금 후에 좀더 큰 요구 사항을 제시하게 될 것이기 때문입니다.

한의학은 우리 몸의 원리를 '기의 흐름'으로 생각합니다. 통증이란 기가 정상적으로 흐르지 못하는 상태에서 나오는 신호이고, 치료를 해서 통증이 가라앉았다는 것은 기의 흐름이 정상화되었다는 뜻입니다.

한의학은 이 '흐름'을 매우 중요시하는데, 오장과 오장 사이의 흐름이나 육부와 육부 사이의 흐름 그리고 오장과 육부 사이의 흐름이 어떠한가를 병의 기준과 치료의 원리로 삼습니다. 서양 의학이 각 장기 자체의 형태적 이상을 중요시하는 것과는 대조적이지요. 예를 들어 간에 이상이 있다고 할 때, 한의학은 그 간의 이상이 간과 심, 간과 비, 간과 신, 간과 폐의 관계들 가운데 어떤 '관계'로 말미암아 생긴 것인지를 중요시하지만, 양의학은 간 자체의 이상을 정밀하게 파악하는 데 관심을 둔다는 것이지요. 관계란 바로 흐름입니다. 간과 심의 기 흐름, 간과 비 사이의 기 흐름, 간과 신 사이의 기 흐름, 간과 폐 사이의 기 흐름 가운데 어떤 것이 지금 정상적으로 흐르지 않고 있는가를 중요시합니다. 그러므로 치료에서도 한의학은 간 자체의 회복에 신경을 쓰는 것이 아니라 간을 고장나게 한 그 병적 관계의 기 흐름을 정상화시킴으로써 자연적으로 간이 정상화되도록 유도합니다.

모자라면 보태 주고, 남으면 빼 준다

앞서 말한 허증과 실증을 기의 흐름으로 다시 설명하면 이렇습니다.

실증이란 사기가 정기의 흐름을 막고 있는 것이고, 허증이란 정기가 정상 이하로 부족하게 흐르는 상태입니다. 그러므로 실증에서는 사기를 풀어 밖으로 빼내거나 풀어헤쳐 정기가 제대로 흐르게 하면 되고, 허증에서는 정기의 흐름을 보태 주어 제대로 흐르도록 해 주면 됩니다. 즉, 모자라면 보태 주고 남으면 빼 주는 것이지요.

그러므로 병 치료는 엄격하게 말하면 의사가 하는 것이 아닙니다. 의사는 몸이 스스로 회복될 수 있도록 조건과 분위기만 만들어 주는 것이고, 병은 몸 스스로 회복하는 것입니다. 자연적이고 근본적인 치료란 바로 이런 것입니다. 몸이 통증을 느낀다는 것 자체가 바로 살아 있다는 것이며, 살아 있다는 것은 몸 스스로 정상으로 돌아가려 하는 힘이 존재하고 있다는 것입니다.

한의학에서 쓰는 치료법의 기본은 정기를 보(補)하는 법, 구토 시키는 법, 밑으로 내려보내는 법, 화해시키는 법, 속을 따뜻하게 하는 법, 속의 열을 식히는 법, 뭉친 것을 삭혀서 풀어헤치는 법, 땀을 통해 사기를 빼는 법 등 여덟 가지로 이야기됩니다. 그런데 이 여덟 가지 방법들을 크게 보면, 결국 두 가지로 나누어집니다. 정기를 보충할 것이냐, 사기를 공격할 것이냐.

현재 몸의 상태가 사기의 공격을 받고 있지만 사기에 대항할 만한 힘이 어느 정도 있을 때(실증) 몸은 사기를 같이 공격해 줄 것을 원할 것입니다. 이럴 때는 사기를 공격하고 빼내는 방법을 씁니다. 반대로 사기의 공격을 오랫동안 받아 정기가 힘을 잃고 있는 상황이라면(허증) 그때는 사기를 공격하는 것보다 정기를 보충하는 것이 필요할 것입니다.

정기를 보충하는 것을 '보한다'고 하는데 '보충한다, 보태 준다'는 뜻입니다. 사기를 공격하고 빼내는 것을 '사(瀉)한다'고 하는데 '쏟는다, 배출한다'는 뜻입니다. 그러므로 병을 치료하기 위해서는 정기를 보해야 하는 허증과 사기를 사해야 하는 실증을 명확하게 진단하는 것이 매우 중요합니다. 정기를 보해야 할 상황인데 사기를 사하는 방법을 쓰면 허해진 정기가 더욱 허해져 환자는 기운을 못 쓰면서 병세가 악화될 것이고, 사기를 사해야 할 상황에 정기를 보해 버리면 나가야 할 사기가 더욱 강해져 열이나 두통 등 본래 사기가 일으키던 증세들이 더욱 심해질 것입니다. 그런데 여기서 이런 질문이 나올 수 있습니다.

"허증이라 해도 사기를 공격해서 빼내면 사기가 약해지니까 몸이 나아지지 않을까요? 반대로 실증일 때 정기를 보해 정기가 강해지면 사기가 약해져 저절로 나가지 않을까요?"

그러나 앞에서도 지적했듯이 허증과 실증은 모두 정기와 사기가 공존하면서 대립하고 있는 상태입니다. 다만 허증은 정기가 완전히 사기에 밀려서 꼼짝 못 하고 있는 상태이므로 정기를 도와주는 치료를 하는 것이지요. 이때 사기를 공격하는 방법을 쓴다면 그나마 약한 정기까지 같이 다치게 되므로 이런 방법을 쓸 수는 없습니다. 그런데 실증은 정기가 대항력을 가지고 있는 상태이므로 이때는 사기를 공격해도 정기가 별다른 손상을 받지 않습니다. 이때 만약 정기를 보충하는 치료를 시행하면, 정기가 강해지는 것이 아니라 오히려 사기가 강해져 병세가 악화되는 것입니다.

보약이란 정기를 보하는 약이라는 의미입니다. 그러므로 사기를 공격해야 할 실증일 때 보약을 먹으면 별로 좋을 것이 없겠지요. 그러나 임상적으로는 보와 사를 동시에 하는 방법이 쓰이기도 합니다. 즉 실증과 허증이 어중간할 때는 두 가지 방법을 동시에 쓰는데, 이러한 치료의 기본 원칙은 한의학의 세 가지 치료 수단, 즉 침과 뜸 그리고 약에서 그대로 응용됩니다.

2. 기의 흐름을 조절한다

침 치료를 받는 사람들 가운데는 침을 신기한 눈으로 바라보면서 이렇게 묻는 경우가 있습니다.

"이게 뭘로 만들어졌어요? 여기에 무슨 약 같은 거 묻혀서 쓰나요?"

"그냥 집에서 바늘질할 때 쓰는 바늘이나 비슷해요, 스텐레스에요. 왜, 신기해요?"

"참 이상하단 말이에요, 이게 어떻게 병을 낫게 하지요?"

주사기에 약을 집어넣고 그 약이 몸에 들어가야만 어떤 치료 효능을 발휘한다는 사고에 익숙해져 있는 보통 사람들로서는 바늘 같은 것을 찔렀다 빼서 병을 치료한다는 것은 얼른 이해할 수 없는 사실일 것입니다.

주사 치료의 핵심은 '주사기 속의 약'이지만, 침 치료의 핵심은 침이 아닙니다. 침은 하나의 자극 수단일 뿐이며, 침 치료의 핵심은 '어떤 혈을 어떻게 찌르느냐'입니다. 따라서 침을 잘 놓는가 못 놓는가의 가장 중요한 차이는, 비싸고 좋은 침으로 찔렀는가 보통 침으로 찔렀는가에 있는 것이 아니고 어떤 경혈을 어떤 원리와 방식으로 찔렀는가에 있습니다. 물론 순도 높은 금으로 만든 침이 다른 금속 침보다 인체에 이질감을 덜 주기 때문에 좋은 것은 사실이지만 그것이 침 치료에 결정적인 역할을 하지는 않습니다.

침 치료의 목표는 경락의 기 흐름을 조절하는 것입니다. 경락에 기가 정상적으로 흐르고 있을 때 우리는 아무런 불편을 느끼지 않습니다. 하지만 그 흐름이 원활하지 않을 때 비로소 어떤 불편감을 느끼게 되는데 그 거북스러운 느낌을 증세라고 합니다. 경락에 기가 흐르지 않는 이유는 둘 중의 하나입니다.

첫째, 정기가 부족해 경락의 기가 정상 이하로 흐르는 상태(허증).

둘째, 어떤 사기로 말미암아 기가 막혀 있는 상태(실증).

허증이면 그 허한 경락을 찾아 정기를 보충하는 침을 놓고, 실증이면 그 실한 경락을 찾아 사기를 제거하는 것입니다.

침 놓는 방법은 모두 앞서 설명한 경락과 경혈의 이론에 따른 것이지만, 그 구체적인 방법은 여러 가지입니다. 침 놓는 방법이 다르다는 것은 같은 체질, 같은 병이라고 해도 침법에 따라 침을 놓는 혈이 각각 다르다는 것입니다. 예를 들어 소양인이 밥을 먹고 체했을 때 이를 치료하는 방법은 다음과 같습니다. 첫째, 중완(中脘 : 배꼽과 명치의 중간)이라는 혈에 길이가 긴 침을 깊숙이 놓아서 치료한다. 둘째, 반대로 등에서 흉추 7~8추 사이에 침을 놓는다. 셋째, 흔히 사관혈(네 군데 관문과 같은 혈)이라고 하는 합곡(대장경 —— 엄지와 검지손가락 사이)과 태충(간경 —— 엄지발가락과 두번째 발가락 사이)에 침을 놓는다. 넷째, 위실증이므로 위경을 사(瀉)하는 처방을 구성해 침을 놓는다. 이 밖에도 손바닥 가운데에 침을 놓는 수지침이나 수족침, 귀에다 놓는 이침법도 있습니다. 이렇게 각 침법에 따라 치료하는 혈은 매우 다양합니다.

침법이 다르다는 것은 결국 혈을 정하는 이론적 바탕이 다르다는 것인데, 현재 응용되고 있는 몇 가지 방법을 알아보기로 하겠습니다.

체침

체침(體鍼)이란 몸통에 놓는 침법이란 뜻입니다. 다음에 설명할 오행 침법은 몸통에는 침을 놓지 않고 팔다리에만 놓으므로 서로 구별하기 위해 붙인 이름입니다(체침은 물론 팔다리에도 놓습니다).

이 방법은 가장 전통적이고 일반적인 침법으로, 통일된 이론 체계가 있다기보다는 경험적 요소가 강합니다. 오랜 시일 동안 각각의 혈이 어떤 치료 작용을 하고 있는가를 경험적으로 축적해 응용하는 방법인 것입니다. 그러므로 같은 체침법이라 해도 응용하는 사람에 따라 차이가 많습니다. 하나의 혈은 많으면 수십 가지의 효능을 가지고 있기 때문이지요.

예를 들어 엄지와 검지손가락 사이에 있는 합곡혈에 대해『동의보감』에서 제시하고 있는 적응증은 서른 한 가지나 된다고 합니다. 코피, 말을 못 하는 증세, 월경이 안 나올 때, 이질, 편두통, 귀울림, 눈이 잘 안 보일 때, 피의 마비감, 입병(구내염) 등 그 범위가 매우 넓고 복잡합니다. 그러면 '합곡혈의 효능이 이렇게 다양하니까 거기 한군데에만 침을 놓아도 웬만한 병은 다 낫겠구나' 하고 생각할 수도 있습니다. 그러나 합곡혈 하나로 그렇게 다양한 효과를 낼 수 있는 것은 아닙니다. 어떤 혈과 같이 침을 놓았는가에 따라서 합곡혈의 효능이 달라지고 비로소 그때 치료 효과를 발휘하는 것입니다. 예를 들어 예풍이라는 혈과 같이 침을 놓으면 치통을 치료하고, 액문과 상양혈을 같이 배합하면 학질에 효능을 발휘합니다.

오행침

오행침은 오행의 원리를 응용한 침법인데, 사지의 팔꿈치와 무릎 아

그림 1

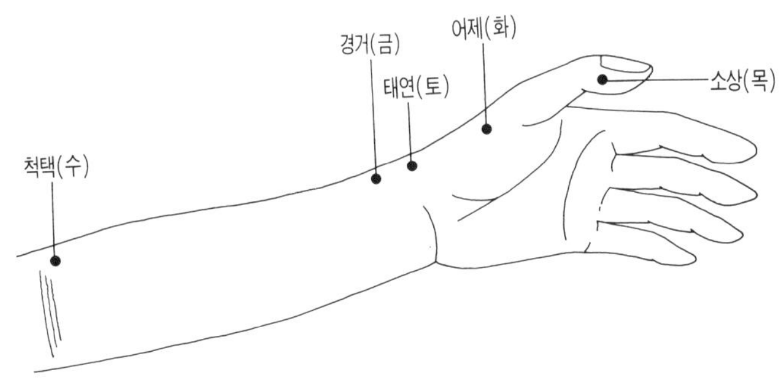

래에만 침을 놓는 방법입니다. 체침은 12개의 기본 경맥에 있는 수백 개의 경혈을 이용해 침을 놓지만, 오행침은 팔꿈치 관절과 무릎 관절 아래에 있는 오행의 속성을 가진 5개씩의 경혈만을 가지고 침을 놓는 것입니다. 예를 들어 폐경맥을 보면, 소상(小商)혈은 목, 어제(魚際)혈은 화, 태연(太淵)혈은 토, 경거(經渠)혈은 금, 척택(尺澤)혈은 수에 해당합니다.

이렇게 5행의 속성을 가진 경혈은 한 경맥에 5개씩이니까 12개의 경맥을 다 합쳐도 60개밖에 되지 않습니다. 오행 침법은 이 60개의 혈만 가지고 모든 병에 응용합니다. 각 경맥에 병이 오면 그 상태는 허증 아니면 실증이 됩니다. 체침법에서는 각 경맥의 허·실증과 원인을 명확히 파악하지 않고, 나타나는 증세별로 치료하는 대중 치료 경향이 있습니다. 따라서 침 치료 이론에서는 논리성이 부족한 측면이 있습니다. 그러한 체침법의 문제를 극복하려 한 것이 오행 침법입니다. 오행 침법에서는 나타나는 증세에 따라 그 증세의 원인이 되는 경락의 허·실 상태를 진찰해 보(補)하거나 사(瀉)하는 침을 놓게 됩니다.

오행 침법을 사암(舍岩) 침법이라고도 합니다. '사암'이란 호를 가진 도승이 처음 창안한 것이기 때문인데, 사암은 사명당의 수제자라는 설이 있습니다. 오행 침법은 체침법의 문제를 극복하려 한 우리 나라의 독특하고 뛰어난 침법으로 평가받고 있습니다.

체질침

앞에서 증치 의학과 체질 의학의 차이를 보았듯이 침법도 체질 침법과 증치 침법으로 구분할 수 있습니다. 증치 침법에는 체침과 오행침 등이 속하는데, 그때그때 나타나는 증세에 따라 치료하는 것입니다. 물론 병에 따라 경맥의 허실 상태가 변할 수 있다고 보는 것이지요. 체질 침법은 사람마다 타고난 체질대로 경맥의 실증, 허증이 이미 정해져 있다고 보는 것입니다. 말하자면 소양인은 신이나 방광이 허하므로 신경맥이나 방광경맥이 평생 동안 허증이고, 위경이나 비경은 평생 동안 실증이라고 보는 것입니다. 그러므로 체질 침법에서는 소양인이 왔을 때는 항상 신경맥이나 방광경맥을 보하든지 위경이나 비경을 사하게 됩니다.

이런 방법 외에 태극 침법이라는 또 다른 체질 침법이 있는데 이는 앞서 말한 체질침과는 약간 다른 이론적 바탕을 가지고 있습니다. 하지만 태극 침법도 사상 체질별로 분류해 혈을 정해 놓고 치료하는 방법입니다.

수지침, 수족침

손 또는 발에 온몸을 대응시켜 놓고, 손이나 발에만 침을 놓아 치료하는 침법입니다. 이는 한의학의 기본 원리인 '몸의 각 부분은 몸 전체를 반영한다'는 사실을 실증적으로 검증하는 것입니다.

수지침은 가운뎃손가락에 얼굴·목·가슴을 대응시키고, 둘째손가락과 넷째손가락에 팔과 손을, 엄지손가락과 새끼손가락에 다리와 발을 대응시켜 놓았습니다. 그런데 수족침은 엄지손가락에 얼굴·목·가슴을, 가운뎃손가락과 넷째손가락에 다리와 발, 둘째손가락과 새끼손가락에 팔과 손을 대응시켜 놓았습니다.

이렇게 보면 수지침과 수족침은 그 대응 관계가 서로 모순됩니다. 예를 들어 엄지가 수지침에서는 다리나 발인데, 수족침에서는 머리·목·가슴이 됩니다.

그럼 둘 가운데 어느 것이 맞을까요? 이 문제는 그렇게 단순하게 비교할 성질의 것이 아닙니다. 몸 전체를 반영하는 방식은 한 가지 체계로만 이루어지는 것이 아니라 중복적으로 이루어진다고 볼 수 있습니다. 임상적으로 한 가지 병을 수지침과 수족침으로 각각 치료할 때 모두 일정한 효능을 내는 것, 그리고 하나의 혈이 여러 효능을 가지고 있는 것을 보면 알 수 있습니다.

이침(耳鍼)

귀에 우리 몸 전체가 들어 있으므로 귀에만 침을 놓아 몸 전체를 다스린다는 침법입니다. 1956년, 프랑스의 의사 노지에가 처음 발표한 이침법은 발표 당시 혈이 40여 개였으나 현재는 200여 개까지 개발되어 연구되고 있습니다. 금연침은 이침을 이용한 것이 가장 많습니다.

약침

약을 침과 결합한 방법입니다. 주사기에 한약 추출액을 넣어서 혈에다 주입하는 방법인데 겉으로 볼 때는 양의학의 근육 주사와 같아 보입니다. 주사는 팔뚝이나 엉덩이의 근육에 주사하지만, 약침은 병에 따라 놓는 경혈(부위)과 약이 달라집니다. 예를 들어 엉덩이 부근의 방광경에 놓아야 할 약침을 팔뚝의 소장경에다 놓으면 안 된다는 것입니다. 근육 주사라면 근육 내에 흡수되기만 하면 되니까 큰 차이가 없지만, 약침은 부위가 달라지면 경락이 달라지므로 커다란 차이가 생깁니다. 약침법은 기존 침법이 가진 한계와 약이 가진 한계를 동시에 극복해 보려는 데서 나온 방법으로, 한의학 발전에 매우 획기적인 것입니다.

이 밖에도 얼굴에 몸 전체를 대응시키는 면침(面鍼), 코에다 대응시키는 비침(鼻鍼), 눈에다 대응시키는 안침(眼鍼), 머리에 대응시키는 두침(頭鍼), 수지침이나 수족침과 대응 체계가 다른 수침(手鍼)이나 족침(足鍼) 등이 있습니다.

3. 이것도 침으로 나아요?

일반적으로 많이 쓰는 침은 스텐레스로 된 호침(毫鍼 : 머리카락처럼 가늘다는 뜻)입니다. 본래 침의 종류는 아홉 가지인데 임상에서 많이 쓰이는 것은 서너 가지 종류입니다. 그런데 침은 어른, 아이 할 것 없이 무서워합니다. 전통적으로 쓰는 침의 통증 때문이지요. 그래서 통증을 없애고 침 치료의 원래 효능을 재현하기 위한 여러 방법이 새로 개발되었습니다. 전자 침이나 레이저 침이 그것이며, 자석을 이용해 자극을 주는 방법도 쓰입니다. 하지만 아직까지 널리 쓰이는 것은 금속 침입니다.

"이것도 침으로 나아요?"

이렇게 묻는 사람들이 꽤 있습니다. 흔히 침은 발목을 삐었거나, 체했을 때만 맞는 것으로 생각하기 때문이지요. 그러나 침 치료는 기본적으로 모든 병에 응용되는 치료법입니다. 다만 침 치료가 다른 치료법보다 특히 효과적인 병이 있긴 합니다.

'열감기가 늘어서 펄펄 끓는데 해열제를 써야지 무슨 침이야? 입 안에 생긴 염증을 어떻게 침으로 치료해? 급성 간염을? 눈병을?'

이런 의구심은 앞에서도 말했지만 침 치료와 주사 치료의 본질적 차이를 이해하지 못하는 데서 옵니다. "몸 속에 해열제나 소염제나 항생제가 들어가지 않았는데 어떻게 '바늘'이 소염을 시키고 항생제 역할을 한단 말이야?"

침 치료는 기본적으로 우리 몸을 믿는다는 전제 아래 이루어지는 치료법입니다. 우리 몸은 웬만한 상처가 났을 때는 아무 약도 먹지 않고 침도 맞지 않아도 시간이 가면 저절로 낫습니다. 몸 스스로 회복할 수 있는 힘이 있기 때문입니다. 침은 몸 속에 들어 있는 정기가 제 역할을 할 수 있도록 자극해 몸 스스로 소염시키고 해열시키게 하는 것입니다. 의학의 발달은 자칫 몸 스스로 회복할 수 있는 힘을 약화시킬 우려가 있습니다. 내버려두어도 나을 사소한 병을 독한 약으로 치료하는 것은 자신의 몸을 무시하고 불신하는 행동입니다.

침의 부작용

침이 거의 모든 병에 응용되는 치료법이긴 하지만, 그 부작용에 대해서도 알아야 합니다.『황제내경』에서는 이렇게 말하고 있습니다.

침을 놓아서는 안 되는 경우
성관계를 한 지 오래 되지 않았으면 침을 맞지 말라. 침을 맞은 지 오래 되지 않았으면 성관계를 하지 말라.
술 취한 사람에게는 침을 놓지 말라. 침을 맞은 후에는 술에 취하지 말라.
화를 낸 후에는 침을 맞지 말라. 침 맞은 후에는 화내지 말라.
피로한 후에는 침을 맞지 말라. 침 맞은 후에는 피로하게 하지 말라.
밥을 너무 배불리 먹은 후에는 침을 맞지 말라. 침을 맞은 후에는 밥을 너무 배불리 먹지 말라.
배가 고플 때는 침을 맞지 말라. 침 맞고는 배고프게 하지 말라.
갈증이 날 때는 침을 맞지 말라. 침 맞은 후에는 갈증이 나게 하지 말라.
크게 놀라거나 공포에 싸여 있을 때는 안정을 시킨 후에 침을 놓아라.
차(수레)를 타고 온 사람은 누워서 쉬게 하고, 밥을 먹은 경우에는 상당한 시간이 흐른 후에 침을 놓아라.
먼 거리를 여행해 온 사람은 앉아서 쉬게 한 후에 침을 놓아라.
이 열두 가지 경우는 침을 놓아서는 안 되는 것들이다. 이는 모두

맥 뛰는 것이 문란하고 정기가 소모되어 혈맥의 영기와 위기의 흐름이 정상이 아니고, 경락의 기가 정상적인 순서대로 흐르지 않는 상태이다. 만약 이럴 때 침을 놓으면 겉에 있는 병이 악화되어 속까지 들어가고, 속에 있는 병이 겉까지 나와 병세가 악화되니 사기가 다시 살아나게 되는 것이다.

"어휴! 이렇게 까다로워서야 어떻게 침을 맞는담!"

하지만 위의 내용은 원칙을 밝힌 것이고 실제 임상에서는 그렇게 까다롭게 구분해서 침을 놓지는 않습니다. 일반적으로 노인이나 만성병으로 매우 몸이 허할 때, 술을 마셨을 때 그리고 심한 운동을 한 직후 등에 한해서 침 치료를 금하고 있습니다.

일반적으로 '침은 실증을 사하는 데 효과적이고, 뜸은 허증을 보하는 데 효과적'이라고 말합니다. 침 치료를 받다 보면 피로를 느끼는 경우가 많은데, 이는 침이 경락의 기 흐름을 촉진시키는 과정에서 일정하게 정기를 손상시키기 때문입니다. 몸에 맞은 침의 개수가 많으면 많을수록 정기의 손상 정도가 심한데, 따라서 적은 개수로 많은 효과를 내는 침법을 쓸 필요가 있습니다.

침이 실증에 더욱 효과적이라는 것은 실증 상태가 정기가 별로 손상되지 않은 때이기 때문입니다. 그러나 매우 심한 허증이 아닌 경우에는 얼마든지 침 치료가 가능합니다. 또 오행 침법에는 정기를 보하는 방법도 많이 개발되어 있습니다.

뜸은 뜸들이듯이

뜸은 주로 만성적인 허증이나 한증에 특히 효과적입니다. 이는 뜸 치료가 쑥을 불로 태워서 그 뜨거운 기운이 경혈을 자극하게 하는 방법이기 때문입니다. 쑥은 본래 따뜻한 성질을 가지고 있는데 여기에 다시 양기의 극치인 불을 가해서 자극하므로 전체적으로 몸에 양기를 공급하게 되는 것입니다.

뜸은 밥할 때 뜸들이듯이, '약한 불로 천천히 오랫동안' 해야 합니다. 뜸을 한자로 구(灸)라고 하는데, 이 글자는 久(오래 구)와 火(불 화)로 이루어져 있습니다. 가끔 환자들에게 집에서 뜸을 뜨라고 하면, 한 번에 많은 양을 뜨면 효과가 좋은 줄로 잘못 알고 정해진 양보다 훨씬 많이 떠서 화상을 입는 수가 있는데, 이는 밥에 뜸을 들일 때 센 불로 자극해서 밥을 태우는 것과 똑같은 이치입니다.

뜸을 하는 방법은 크게 직접구와 간접구로 나눌 수 있습니다. 직접구는 뜸쑥을 직접 경혈의 살갗에 대고 뜨는 방법인데, 뜸을 뜬 자리에 대개 물집이 생기고 나중에 자국이 남습니다. 간접구는 마늘이나 생강을 얇게 썰어서 놓든지 소금을 놓은 다음 그 위에 뜸쑥을 놓고 뜨는 방법입니다. 간접구는 직접구보다 뜨거운 느낌이 덜하며 자국이 안 남습니다(소금은 배꼽에 뜸을 뜰 때 쓰는데, 배꼽에 소금을 채워 넣고 그 위에다 뜸을 뜹니다). 일반적으로 직접구가 간접구보다 효능이 강합니다.

4. 인삼은 따뜻하고, 알로에는 차다

이런 커피 광고 문구가 있었습니다.

"가슴이 따뜻한 사람과 만나고 싶다!"

텔레비전에서 이 광고가 나올 때마다 아내는

"아니, 가슴이 차가운 사람도 있나? 가슴이 차가우면 죽은 사람이지!"

하고 농담을 해서 같이 웃곤 했습니다.

정말로 가슴이 포근하고 따뜻한 사람이 있는가 하면 얼음장같이 차가운 사람이 있습니다. 어떤 사람이 따뜻한 사람이고 어떤 사람이 차가운 사람일까요? 겨드랑이에 체온계를 넣어서 섭씨 39도 이상 나온 사람은 따뜻한 사람이고, 섭씨 35도 이하로 나온 사람은 차가운 사람일까요? 물론 그렇지는 않습니다. 그 사람이 풍기는 느낌이나 말투, 태도를 가지고 판단하는 것이지요. 말하자면 그 사람에게서 나타나는 여러 '현상'을 종합해 그 현상이 따뜻한 속성을 가진 것인지 차가운 속성을 가진 것인지를 감별한다는 것입니다.

사람이 병이 있을 때 나타내는 여러 증세도 하나의 '현상'이지요. 마찬가지로 이 사람이 따뜻한 병(열증)인지 차가운 병(한증)인지, 그 증(證)을 판단하기 위해서는 그 사람이 느끼는 여러 가지 불편, 즉 증세를 종합하고 분석해야 합니다. 결국 한 사람이 일상적으로 나타내는 느낌, 말투, 태도나 병이 있을 때 나타내는 증세는 모두 인간이라고 하는 유기체가 외부로 드러내는 '반응 현상'이며, 우리는 이런 반응 현상을 보고 그 본질적 상태를 판단하는 것입니다.

흔히 열이 있는 사람은 인삼을 먹으면 안 된다고 하는데, 이는 인삼의 성질이 따뜻하기 때문입니다. 그럼 무엇을 근거로 인삼이 따뜻하다고 히는 것일까요? 인삼을 사람이 먹었을 때 나타내는 '반응 현상'이 따뜻(열증)하기 때문입니다. 두통이나 가슴 답답함, 변비, 갈증 같은 열증이 있는 사람이 인삼을 먹으면, 열증이 더 심해지는 경향을 나타냅니다. 즉 '열증＋인삼＝열증이 심해짐'이고, 그러므로 인삼은 따뜻하다고 보는 것입니다. 반대로 열증인 사람이 알로에를 먹으면 증세가 나아집니다. 그러므로 '알로에는 차다'가 됩니다.

이렇게 말하는 모든 한약의 성질이나 효능은 수천 년 동안 수많은 사람에게 약을 먹여 나타내는 반응을 경험적으로 축적해 체계화한 것입니다. 한약의 성질이나 효능은 항상 '사람'의 반응을 통해 얻어진 지식들입니다.

약의 기

어떤 약이 어떤 성질을 가지고 있고 그 약이 몸 속에서 어떤 작용을 하는지를 알기 위해서는 그 약이 가진 기(氣)와 맛(味), 그리고 귀경(歸經)을 이해하면 됩니다. 이렇게 기와 맛, 귀경으로 한약의 성질과 효능을 설명하는 방식을 '기미론(氣味論)'이라고 합니다.

기는 약이 가진 성질을 말하는데, 네 가지로 구분합니다. 즉 한(寒 : 차다), 열(熱 : 뜨겁다), 온(溫 : 따뜻하다), 양(涼 : 서늘하다)입니다. 한과 양은 모두 음(陰)에 속하는 것이지만 한이 더 음기가 강하고 양은 상대적으로 음기가 약한 기이며, 열과 온은 다같이 양(陽)에 속하는 것이지만 열은 온보다 양기의 정도가 강한 것을 말합니다. 한이나 양성을 가진 약은 열증을 치료하고, 열이나 온성을 가진 약은 한증을 치료합니다. 또 한성을 가진 약은 양성을 가진 약보다 더욱 심한 열증을 치료하고, 열성을 가진 약은 온성을 가진 약보다 더욱 심한 한증을 치료합니다.

약의 맛

맛은 약을 혀에 댔을 때 느껴지는 것으로, 다섯 가지로 구분합니다. 즉 신맛(酸味), 쓴맛(苦味), 단맛(甘味), 매운맛(辛味), 짠맛(鹹味)입니다.

신맛이 나는 약은 '수렴시키는 작용'과 '밖으로 나가려는 흐름을 고정시키는 작용'을 합니다. 수렴시키고 흐름을 고정시킨다는 것은 밖으로 뻗어 나가려는 기의 작용을 안으로 끌어들여 붙들어 맨다는 뜻입니다. 예를 들어 설사가 난다거나 땀이 너무 많이 나는 증세 또는 소변을 너무 자주 눈다거나 밤에 이불에 소변을 싸는 증세, 정액이 비정상적으로 흘러 나가는 증세 등은 모두 외부로 기가 너무 많이 발산되고 방출되어 정기가 허해지는 상태입니다. 바로 이때 신맛이 나는 약이 필요하지요. 떫은맛이 나는 것도 비슷한 작용을 하는데, 신맛과 떫은맛이 같이 혼합되어 있는 경우가 많습니다. 석류, 오미자, 산수유 같은 약들이 대표적인 것들입니다.

쓴맛이 나는 약은 열을 내리고 습기를 말리는 작용을 합니다. 심장이나 간에 열이 많아 얼굴이 달아오르고, 눈이 충혈되고, 머리가 아프고, 가슴이 답답하고 하는 증세들은 열을 내려야 하는데, 이럴 때 매우 쓴맛이 나는 황금이나 황연 같은 약을 씁니다. 또 여자들의 대하도 일종의 습(濕)의 현상인데, 이럴 때 쓴맛이 나는 황백이란 약을 씁니다. 창출(삽주)이란 약은 소화가 안 될 때 사용하는데, 이 약이 쓴맛이 나서 비위의 습을 제거해 운화 작용을 촉진하기 때문입니다. 만약 쓴맛이 나는 약을 비위가 한증인 사람이 먹으면 설사를 할 것입니다. 왜냐하면 그렇지 않아도 열이 부족한 한증인 사람이 열을 내리게 하는 쓴맛의 약을 먹었으니 한증이 더욱 심해질 것이기 때문입니다. 알로에는 맛이 써서 열을 내리는 작용을 합니다. 그러므로 속이 한증인 사람(이한증)이 먹으면 속이 불편하고 설사를 하지만, 이열증으로 변비가 있고 소화가 안 되는 사람은 좋은 효과를 볼 것입니다.

단맛이 나는 약은 몸을 보해 주면서 긴장된 것을 완만하게 해 주고 서로 조화가 안 되는 것을 조화롭게 합니다. '약방의 감초'라는 말처럼 감초라는 약은 한약 처방에 매우 많이 응용되는데, 이는 감초가 여러 약들을 조화롭게 하는 작용을 하기 때문입니다. 단맛이 나는 약으로는 인삼, 황기, 숙지황 등이 있습니다. 누군가에게 어려운 부탁을 할 일이 있다든가 사랑 고백을 하려 하는데 너무 긴장되어 있을 때는 따뜻한 설탕물을 진하게 타서 한 잔 마시고 하면 효과가 있습니다. 단맛이 긴장된 상태를 풀어주기 때문이지요. 여기서 긴장된 상태라는 것은 근육이나 마음을 모두 포함하는 것입니다.

매운맛이 나는 약은 신맛과 반대로 안에 있는 것을 밖으로 발산시키고, 잘 흐르지 않는 기의 흐름을 원활하게 촉진시키는 작용을 합니다. 얼큰한 국물을 마시면 땀이 쭉 나는데, 땀을 나게 하는 작용이 바로 내부의 기를 바깥으로 발산시키는 것입니다. 초기 감기 때는 얼큰한 콩나물국이나 생강차, 귤차, 또는 파의 머리 부분을 끓여 먹기도 하고 소주에 고춧가루를 타서 먹기도 하는데, 이들의 공통점은 '매운맛'이 있다는 것입니다. 초기 감기는 사기가 아직 속까지 들어가지 않고 겉에 있는 표증(表證) 상태입니다. 이럴 때 땀을 통해 사기를 배출시키기 위해서 매운맛을 내는 약을 먹는 것입니다. 또 톡 쏘는 매운맛이 나는 목향, 향부자 같은 약들은 모두 기의 흐름을 촉진시키는 작용을 합니다. 기의 흐름이 막혀 있는 것을 기체증(氣滯證)이라고 하는데, 억울한 일을 당했거나 스트레스가 심할 때 무언가 속이 답답하고 머리도 아픈 증세를 말합니다. 이럴 때 매운맛이 나는 약들을 써서 막힌 기의 흐름을 뚫어 줍니다.

짠맛이 나는 약은 단단한 것을 부드럽게 하고, 기의 흐름을 아래로 내려보내는 작용을 합니다. 김치를 담그기 위해서는 배추나 무를 소금에 절여야 하는데, 이렇게 하는 이유는 뻣뻣한 배추나 무를 부드럽고 연하게 하기 위해서입니다. 몸에 생기는 덩어리나 혹을 치료할 때도 다시마와 같은 짠맛 나는 약을 써서 뭉친 것을 풀어 줍니다. 목에서 귀 뒤로 이어지면서 실에 구슬을 꿰 놓은 것처럼 혹이 생기는 연주창(양의학에서 말하는 결핵성 임파선종과 비슷함)이란 병을 치료할 때도 짠맛이 나는 약이 들어갑니다. 망초(황산 나트륨)라는 약은 짠맛이 나는데, 대변이 굳어서 꽉 막혀 있을 때 이를 부드럽게 풀어서 내려보내는 작용을 합니다.

다섯 가지 맛에는 포함되지 않지만 물같이 싱거운 맛(淡味)도 있습니다. 이 맛은 소변이나 습기를 밖으로 잘 빼내는 작용을 합니다. 흔히 소변이 잘 안 나가거나 붓는 증세에 싱거운 맛 나는 약을 쓰는데, 목통(으름나무 덩굴)이나 복령(소나무의 땅 속 뿌리에 기생하는 버섯 종류의 한 가지) 같은 약들이 있습니다.

약이 가진 기와 맛은 약의 효능을 결정하는 가장 중요한 요소인데, 하나의 약을 판단해 환자에게 쓸 때는 두 가지를 종합적으로 따집니다. 예를 들어 똑같이 기가 따뜻한 약 가운데도 맛이 쓴 것과 단 것이 있기 때문입니다. 말하자면 생강은 따뜻하면서 매운맛이고, 후박은 따뜻하면서 쓰고, 황기는 따뜻하면서 달고, 오매는 따뜻하면서 신맛이 나고 하는 식이지요. 또 똑같이 매운맛이 나는데도 기는 다를 수 있습니다. 석고는 매우면서 차고, 박하는 매우면서 서늘하고, 건강은 매우면서 달고, 부자는 매우면서 뜨겁습니다.

사실 많은 약이 한 가지 맛만을 가지고 있지는 않습니다. 예를 들면 계지는 매운맛과 단맛을 가지고 있으면서 따뜻하고, 생지황은 쓴맛과 단맛을 가지고 있으면서 찬 성질이 있습니다. 그럼 이렇게 복합적인 맛과 기를 실제 질병 치료에 어떻게 응용할까요? 예를 들어 겉에 열이 있는 표열증(表熱證)에는 매운맛과 서늘한 성질이 있는 약을 써서 겉에 있는 사기를 발산시켜 몰아냄(매운맛)과 동시에 열증을 식히고(서늘한 성질), 속에 열성을 가진 사기가 뭉쳐서 덩어리를 형성하고 있을 때는 쓰고 짜면서 찬 성질을 가진 약을 써야 합니다. 찬 성질과 쓴맛은 열을 내리고, 짠맛은 뭉친 덩어리를 풀어 내리기 때문입니다.

약의 귀경

귀경(歸經)의 귀(歸)는 '돌아간다', '끝'이란 뜻이고, 경은 '경맥'을 뜻합니다. 몸 속에 들어간 약이 어떤 경을 따라 어떤 장부로 가서 효능을 발휘하는가를 말하는 것입니다. 약물학에서 귀경이 필요한 이유는 만약 열증이 있다고 해도 한 가지가 아니고 폐열증, 간열증, 심열증, 위열증 같이 여러 종류이기 때문입니다. 즉 간열증을 치료하기 위해서는 약이 차가운 성질을 가졌어야 함은 물론이고 간에 작용하는 것이어야 합니다. 예를 들어 인삼은 맛이 달고 약간 쓰며, 기는 따뜻하고, 귀경은 비와 폐입니다. 그러므로 인삼의 효능은 비와 폐의 기를 보합니다.

약이 본래 가진 색과 맛에 따라 귀경을 분류하는 기본 원칙이 있는데, 이는 음양 오행론적 원리에 따른 것입니다.

녹색이고 맛이 신 것은 목(木)에 속하고 간, 담경으로 들어간다.
빨갛고 맛이 쓴 것은 화(火)에 속하고 심, 소장경으로 들어간다.
노랗고 맛이 단 것은 토(土)에 속하고 비, 위경으로 들어간다.
흰 색이고 맛이 매운 것은 금(金)에 속하고 폐, 대장경으로 들어간다.
검정색이고 맛이 짠 것은 수(水)에 속하고 신, 방광경으로 들어간다.

이러한 원칙은 항상 모든 약에 맞는 것은 아니지만 대체적으로 적용됩니다. 예를 들어 길경(도라지)은 매운맛이 나고 흰색인데, 폐경으로 들어갑니다. 하지만 산수유는 맛이 시고 빨간색이지만 귀경은 간과 신이고, 황기는 맛이 달고 하얀색과 노란색이 섞여 있는데 귀경이 비와 폐입니다.

건강한 사람

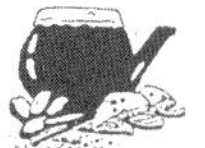

1. 건강이란 무엇인가

30대 회사원 박아무개 씨는 요즘 몸이 좋지 않습니다. 박씨가 느끼는 증상은 이렇습니다. 뒷목이 땡기고, 가끔 열이 올라오면서 어질어질하고, 평소에도 눈이 늘 피로하면서 충혈되고, 가슴이 답답하기도 합니다. 혹시 혈압이 올라가서 그런가 하고 동네 약국에 가서 혈압을 쟀더니 정상이었습니다. 일단 고혈압, 중풍 걱정은 벗어났지만 혹시 다른 큰 병이 있는 건 아닌가 싶어서 견딜 수가 없었습니다. 그래서 회사 근처에 있는 내과에 찾아갔습니다. 피 검사도 하고 소변 검사도 했지만, 별다른 이상이 없으니까 걱정하지 말고 운동이나 열심히 하라는 말을 들었을 뿐입니다.

박씨는 과연 건강한 사람일까요? 건강하지 않다면 그 근거는 무엇일까요? 여기서 우리는 먼저 '건강'이란 말이 어떤 상태를 가리키는 것인지를 알아야 합니다. 건강에 대한 정의 가운데 가장 많이 인용되는 것은 1946년, 세계 보건 기구(WHO)에서 정한 것입니다.

건강은 단순히 질병이 없거나 허약하지 않다는 것만이 아니라 신체적, 정신적 및 사회적 안녕의 완전한 상태를 말한다.

이 정의를 따르면, 박씨는 지금 건강한 상태라고 말할 수 없습니다. 의사가 '당신은 몸에 별 이상이 없습니다'라고 한 것으로 보아 일단 질병이 없는 상태라 해도, 자신이 불편을 계속 느끼면서 정상적인 사회 생활을 하지 못하고 있다는 점에서 정신적, 사회적 안녕 상태라고 볼 수 없기 때문이지요. 그런데 정말로 박씨는 질병이 없는 상태일까요? 질병 상태란 구체적으로 어떤 상태를 말할까요?

병원에서는 이상이 없다는데

질병 상태에 대해 명확히 정의를 내리기는 쉽지 않습니다. 일반적으로 서양 의학에서는 인간의 신체 가운데 객관적으로 파악할 수 있는 이상을 발견했을 때 '이 사람은 병에 걸렸다'고 말합니다. 그러므로 질병이라는 판정을 받기 위해서는 어떤 의사가 진찰해도 바뀌지 않는 병적인 증거가 몸에 나타나야 하는 것입니다. 거꾸로 말해 그와 같은 객관적인 증거가 발견되지 않거나, 발견되어도 의사에 따라 판단이 다르면 그 사람은 명확한 질병 상태라고 보지 않습니다.

그러면 근대 서양 의학에서 질병을 판단하는 근거로 삼는 '객관적 증거'란 어떤 것일까요?

하나는, 몸의 장기나 조직이 형태상으로 보통과는 달라져 있어야 합니다. 이것을 '형태학적 이상'이라고 하는데, 이러한 형태학적 이상을 발견하는 데는 직접 눈으로 보든 현미경 같은 장비로 보든 상관없습니다. 예를 들어 어떤 사람에게 암이라는 판정을 내리려면, 환자의 신체 조직 일부를 떼내어 현미경으로 관찰했을 때 '보통과 다르다'는 소견이 나와야 합니다.

다른 하나는 장기나 조직이 움직이는 방식이 보통과 달라야 한다는 것입니다. 이것을 '기능적 이상'이라고 합니다. 예를 들어 고혈압증이나 저혈압증은 심장이나 혈관의 움직임이 보통과 다른 경우에 생기는데, 이 질병의 판정 근거는 혈압이라고 하는 기준에 있습니다.

이렇게 건강과 질병을 정의한다면 의문이 하나 남습니다. 앞에서 예를 든 박씨처럼 정작 본인은 몸이 이곳저곳 아픈데도 아무런 병적인 이상을 찾아 볼 수 없을 때, 이런 상태를 병이라고 보아야 하는지 아닌지가 모호해집니다. 이럴 때는 '불건강' 또는 '반건강'이란 말을 씁니다. 건강 상태도, 질병 상태도 아닌 중간 상태를 말하는 것이지요.

한의학의 질병과 건강 개념은 서양 의학과 크게 다릅니다. 서양 의학은 질병 개념이 매우 엄밀하고 제한적인 데 반해 한의학은 굉장히 포괄적으로 생각합니다. 한의학에서 말하는 건강 상태란 '각 장부간의 기능이 완전한 평형 상태를 이루고, 사람과 환경 사이에서도 완전한 평형 상태를 유지할 때'를 가리킵니다. 평형 상태란 우리 몸 속 모든 장기의 '음적인 기능'과 '양적인 기능'이 시소처럼 평형을 이루었다는 뜻입니다. 한의학에서는 여기서 벗어난 모든 경우를 질병 상태로 봅니다.

그러면 음적인 기능과 양적인 기능의 평형 상태가 균형을 이루었는지 아닌지를 판단하는, 즉 건강 상태와 질병 상태를 구분하는 근거는 무엇일까요?

한의학에서는 환자 자신이 느끼는 자각 증세를 중요시합니다. 왜냐하면 한의학은 어떤 병을 일으키는 원인 물질이 몸에 들어왔을 때 살아 있는 몸이 느끼는 '반응'을 중요시하기 때문입니다.

이 반응은 병의 원인이 같다 해도 사람마다 모두 조금씩 다르게 나타납니다. 그렇다면 병이 들어서 우리가 느끼는 증세는 단순히 병의 원인 물질 자체가 우리 몸과 상관없이 일으키는 현상이라고 볼 수는 없습니다. 말하자면 병을 일으킨 물질이 몸의 방어 기능과 결합해 일으키는 하나의 반응이라는 것입니다.

사람의 몸이 일으키는 반응은 그 사람의 현재 상태를 그대로 반영합니다. 방어 기능이 강한 사람은 강한 사람대로, 약한 사람은 약한 사람대로 독특한 반응을 일으키는 것입니다.

건강과 질병은 하나다

흔히 "나는 건강 체질이야", "나는 별로 아픈 데가 없어, 항상 건강해" 하고 건강을 자신하는 사람들을 봅니다. 그러나 앞에서 보았듯이 건강 상태란 하나의 '이상적인 상태'일 뿐입니다. 신체적, 정신적, 사회적으로 완전한 안녕 상태 또는 자기 몸 내부에서 음과 양의 완전한 평형을 유지하고 자신과 환경과의 관계에서도 평형을 유지하는 완전한 건강 상태란 거의 없기 때문이지요. 우리는 거의 다 '불건강 상태' 또는 '질병 상태'에 있습니다.

여기서 이런 생각을 해 볼 수 있습니다. 완전한 건강 상태를 100점이라고 하고, 완전한 질병 상태 가운데서도 아주 심한 상태, 즉 죽기 직전의 상태를 0점이라고 해 봅시다. 이렇게 보면 살아 있는 사람의 건강 수준은 대부분 99점부터 0점 사이에 있을 것입니다. 엄살이 심하거나 예민한 사람은 95점 수준의 건강을 가지고도 아파 죽겠다며 의사를 찾아갈 테고, 둔하거나 참을성이 많은 사람은 40점 수준의 건강을 가지고도 괜찮다며 버틸 것입니다. 의사에게 치료받는 것이나 개인적으로 운동을 하는 것, 또는 보약을 먹는 것은 모두 자신의 건강 수준을 100점에 가깝게 하기 위한 노력들이라고 볼 수 있습니다.

한 사람이 병이 들거나 늙어서 사망에 이르는 과정을 표 1과 같이 그려 볼 수 있습니다. 시간이 가면서 이 사람의 건강 수준은 점차 0쪽으로 진행하겠지만 그 진행 과정에서 의사에게 치료를 받거나 개인적인 노력을 통해 건강 수준을 조금씩 향상시키려고 할 것이므로, 0점으로 가는 과정은 파형을 그리게 될 것입니다. 화살표는 바로 100점에 가까워지기 위한 이 사람의 노력을 뜻합니다.

표 1

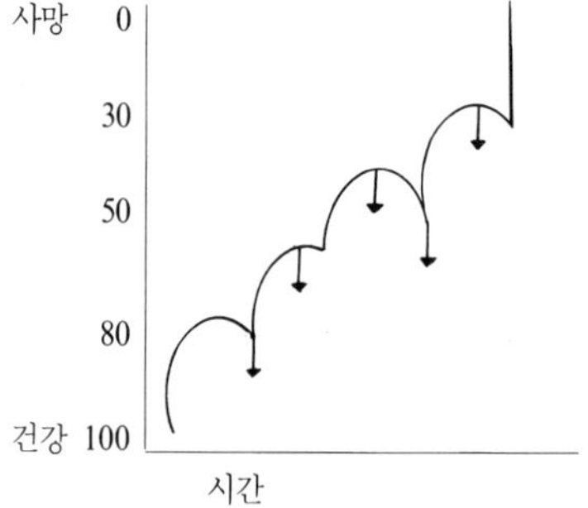

이 표를 보면 건강과 질병은 따로따로 독립된 것이 아니라 하나의 연속적인 상태임을 알 수 있습니다. 흔히 말하듯 병은 갑자기 오는 것이 아닙니다. 병은 반드시 일정한 경과를 거치며, 그 과정에서 그때그때마다 충분히 예방하고 회복할 수 있는 것입니다.

이 표는 또한 건강 유지를 위한 일상적인 노력이 중요함을 나타내고 있습니다. 건강 유지를 위한 노력을 넓은 의미로 '예방'이라고 말합니다.

예방은 건강과 질병의 연속선상에서 매우 포괄적인 개념입니다. 구체적으로 몸에 이상이 생기기 전에는 병이 생기는 것을 막는다는 의미에서, 또 어떤 병이 이미 생겼을 때는 더 큰 병으로 악화되는 것을 막는다는 의미에서 예방은 아주 중요합니다.

2. 사람과 자연

일찍 자고 일찍 일어나라?

일찍 자고 일찍 일어나는 것이 과연 건강에 좋을까요?

물론 날마다 직장 일과 개인 업무, 게다가 교통 지옥에 시달리는 대부분의 도시인은 좋든 싫든 늦게 자고 일찍 일어나야 하는 생활을 하지만, 여기에 대한 한의학의 견해를 한번 들어 보겠습니다.

봄 석 달간은 양기가 상승해 만물이 새로 나오고 옛 것을 열어 젖히는 계절이다.

하늘과 땅이 모든 것을 자라게 하고 만물이 빛나게 되니

밤늦게 자고 일찍 일어나서 뜰을 천천히 걷고 머리를 풀고 몸을 느슨하게 해…….

여름 석 달간은 만물이 자라나서 무성한 시절이다.

하늘과 땅의 기 흐름이 바뀌고 만물이 꽃을 피우고 열매를 맺으니

밤늦게 자고 일찍 일어나서 해를 싫어하지 말고…….

가을 석 달간은 만물이 성장을 멈추고 그 모양이 평정을 이루는 시절이다.

하늘의 기는 빨라지고 땅의 기는 청명해지니

일찍 자고 일찍 일어나서 닭 울음 소리와 같이 맞추고…….

겨울 석 달간은 만물이 잠복하는 시절이다.

물이 얼고 땅이 얼어 갈라지니 양기를 자극해 요란스럽게 하지 말고

일찍 자고 늦게 일어나서 반드시 햇볕을 쬐고…….

이 글은 사람이 자연의 일부이며, 자연과 함께 숨쉬는 존재라는 전제 아래 자연의 기가 변화하는 상태와 조화를 맞춰 사는 것이 건강의 기본 원리라는 것을 말하고 있습니다. 이 글에 따르면 일찍 자고 일찍 일어나야 하는 계절은 1년 중 가을뿐입니다.

할머니는 기상대

노인들이나 시골에서 농사일을 많이 한 어른들 가운데 신경통을 앓는 분이 많습니다. 사방 뼈마디가 쑤시고 저리는 것을 우리는 흔히 신경통이라고 하지요. 하지만 사실은 한의학에서는 백호풍, 역절풍 등으로 부르고, 서양 의학에서는 다발성 관절염의 종류로 말합니다. 어쨌든 이 병은 자연과 사람의 관계를 잘 보여 줍니다.

시골에서 비가 올 징조를 파악하는 방법 가운데 하나가 신경통입니다. 환자가 갑자기 평소 같지 않게 통증이 증가하면서 잠을 못 이룬다든가, 개구리가 갑자기 집 안으로 들어온다든가, 또는 개가 구토를 한다든가 하면 비가 올 것으로 예측하고 거기에 농사일을 맞추곤 하지요. 경험적으로 알아낸 자연과 사람의 상관 관계입니다.

『황제내경』에는 "사람 몸과 자연 현상은 서로 대응해 변화한다"는 말이 있습니다. 이 말은 신경통 환자의 통증이 왜 날씨가 흐릴 때 더 심해지는가를 설명하는 기초적인 원리가 됩니다.

자연과 사람이 어떻게 관련되어 있는가를 알기 위해서는 앞에서 설명한 음양론과 오행론을 알아야 합니다. 그것의 기본은 다음과 같습니다.

봄은 목에 해당하고 양기가 상승하는 시절이다.

여름은 화에 해당하고 양기가 최고조에 달한 시절이다.

여름에서 가을로 넘어가는 시기는 토에 해당하고 기의 변화가 양기의 상승에서 음기의 상승으로 교차하는 시설이나.

가을은 금에 해당하고 양기가 감소하고 음기가 강화되는 시절이다.

겨울은 수에 해당하고 음기가 극성한 시절이다.

이러한 기의 변화는 우리 몸과 관련되며, 병이 있는 경우 병세에 직접 영향을 미치게 됩니다. 예를 들어 모든 병의 증상이 아침에 가볍고 저녁때는 무겁다든지, 낮에 가볍고 밤에는 무겁다든지 하는 현상이나 어떤 병은 봄에는 가벼워지고 가을이나 겨울이 되면 무거워진다든지, 또는 그 반대라든지 하는 것들은 모두 자연계의 변화를 반영한 것이라고 할 수 있습니다.

『황제내경』에서 설명하듯이, 아침은 몸의 정기가 축적되어 생기 발랄한 상태이고, 낮은 그 정기가 계속 유지되는 상태이며, 오후에 점차로 쇠퇴하다가 밤이 되면 쇠잔하는 것입니다. 이러한 하루 중의 변화는 사계절의 변화와 대응합니다.

아침은 봄에 해당하는 것으로, 봄에는 만물이 싹트고 에너지가 충천합니다.

낮에 해당하는 여름이 되면, 만물이 우거지고 번창합니다.

저녁에 해당하는 가을이 되면, 생기 발랄함이 수그러듭니다.

밤에 해당하는 겨울이 되면, 쇠퇴하는 상태에 이르게 됩니다.

그러므로 아침에는 병의 기운이 정기에 비해 상대적으로 위축되어 병세가 가볍고, 아침의 정기가 계속 유지되는 낮에는 병세가 평온한 상태를 유지하는 것입니다. 그러나 오후가 되면 정기가 감퇴하고 병의 기운은 점차 득세해서 무거워지다가 밤이 되면 더욱 무거워집니다.

그러면 여기서 신경통 환자의 통증이 날씨가 흐릴 때 심해지는 이유에 대해 좀더 알아봅시다.

기후는 크게 기온의 변화, 습도의 변화, 기류의 변화에 따라 달라집니다. 한의학에서는 이런 기후의 변화를 크게 여섯 가지로 분류해 설명합니다. 이것을 '육기'라고 하고, 육기가 병적으로 작용할 때 '육음'이라고 한다는 것은 앞에서 설명한 대로입니다. 풍은 기류의 변화로 생기고, 열과 한은 기온의 변화, 습과 조는 습도의 변화, 서는 습도와 기온의 변화가 합쳐진 것이지요.

그러면 육음과 신경통은 어떤 관계가 있을까요? 신경통은 팔다리 마디마디가 쑤시고 저리는 병인데, 팔다리의 뼈마디는 기혈이 흐르는 과정에서 쉽게 정체될 가능성이 많은 부위입니다. 신경통이란 팔다리 관절에 기혈 순환이 정체되어 있어 붓고 저리고 쑤시는 상태입니다. 여기서 붓는다는 것은 육음 가운데 '습'에 해당합니다. 일반적으로 습기란 끈적끈적한 상태를 말하는 것으로, 몸 속에서 기혈 순환이 안 되어 나타나는 붓는 증세나 비만 증세들도 모두 '습'의 상태로 볼 수 있습니다.

이제 의문이 풀렸습니다. '습'이란 몸 속에 있든 대기 중에 있든 기혈 순환을 억제하는 것이고, 신경통 환자는 원래 몸 속에 습이 있어 기혈 순환이 제대로 안 되는 상태이므로 날씨가 흐려지면서 습기가 많아지면 대기 중의 습기가 몸 속의 습기와 결합해 기혈 순환을 더욱 방해하게 됩니다. 그러니 당연히 증세가 심해지고 통증이 증가하는 것입니다.

이런 현상을 보면 사람의 몸이 자연과 얼마나 밀접한 관련을 가지고 있는가를 알 수 있고, 더 나아가 사람이 자연과 하나라는 사실을 확인할 수 있습니다. 한의학의 이러한 자연관은 생태학적 세계관과 매우 유사한 면을 가지고 있습니다. 자연은 사람에게 무엇일까요? 최근 전 세계에서 문제가 되고 있는 환경 오염과 생태계 파괴는 자연에 대한 사람의 태도에 대해 많은 반성을 요구하고 있습니다. 지금까지 인류는 오로지 성장, 발전이라는 강박 관념에 사로잡혀 자연을 사람이 정복하고 이용해야 할 대상으로만 생각했지 자연의 입장에서 사람을 생각해 보지는 않았습니다. 이러한 태도는 바로 사람 중심주의이며, 반대로 자연과 사람을 하나로 생각하는 태도는 생태주의적 또는 유기체적 태도입니다.

'환경'이란 단어는 바로 사람 중심주의의 전형입니다. 사람을 둘러싼 여러 가지 조건을 우리는 환경이라고 표현하지만, 반대로 자연의 처지에서 볼 때는 자연을 둘러싼 사람이 바로 환경이 될 것입니다. 그러므로 자연과 사람이 하나라는 입장에서 볼 때는 무엇이 무엇을 둘러싸는 것이 아니라 하나로 어우러진 상태일 뿐입니다.

자연에 대한 사람의 태도, 그리고 인류의 문명에 대한 문제는 좀더 철학적인 검토가 필요한 것이지만, 자연과 사람이 함께 살지 않으면 안 된다는 사실은 분명합니다.

3. 사람과 사회

요즘 사람들은……

기백에게 물었다.

"옛 사람들은 모두 백 살이 지나도 몸놀림이 쇠잔하지 않았는데, 요즘 사람들은 나이 오십에 동작이 쇠잔한 것은 왜인가? 옛날과 세상이 달라져서 그런가? 아니면 사람들이 장차 다 없어지려고 그러는가?"

기백이 대답했다.

"옛 사람들은 자연의 이치를 잘 알고 그 원리대로 살면서 몸 관리를 잘 했다. 음식을 절제할 줄 알았고, 잠자고 일하는 데도 일정한 시간이 있었으며, 과로하지 않아 신체와 정신을 모두 온전하게 할 수 있었다. 그래서 하늘로부터 받은 수명을 다하여 백 살까지 살았다. 그런데 요즘 사람들은 옛날같지 않다. 술을 음료수처럼 즐기고, 과로하는 것을 보통으로 하고, 술취한 채로 성관계를 해 정기를 없애며, 근본 원기를 다 소모시켜서 원기가 충만한 상태를 유지할 줄 모른다. 때로는 정신을 잘 제어하지 못하고 쾌락에만 마음을 쓰며 몸 관리하는 즐거움과는 역행하여 생활에 절제가 없다. 그러므로 나이 오십에 쇠잔하게 된다."

『황제내경』에 나오는 이야기입니다. 이 책이 쓰여진 것이 2000년 이상 전인데, 당시에도 '옛 사람'들과 '요즘 사람'들을 비교해 세태를 비판하고 있는 것이 흥미롭습니다.

농경 사회에서는 자연적인 요소나 생활상의 무절제 등이 병의 원인의 거의 전부였습니다. 하지만 현대 산업 사회는 병의 원인을 그런 식으로만 보기에는 너무나 복잡합니다. 그 가운데 빼놓을 수 없는 것이 직업으로 말미암아 생기는 병입니다.

직업병은 일반적인 병과는 달라서 진단도 어렵고 일반적인 치료 방법으로는 낫지 않는 특수한 병들입니다. 최근 몇 년 동안 우리 사회에서도 직업병이 커다란 사회 문제로 대두되었습니다. 1988년, 열다섯 살 소년이었던 문송면 군이 수은 중독증이라는 직업병으로 숨졌는데, 송면이가 병에 걸려 죽기까지의 과정을 보면 직업병의 심각성을 잘 알 수 있습니다.

송면이는 중학교 3학년 겨울 방학 때 야간 고등 학교를 다니기 위해 영등포에 있는 온도계 공장에 취직했습니다. 온도계나 혈압계에는 수은이란 약품이 들어가는데, 송면이는 수은 증기를 코로 들이마시면서 일을 한 것이지요. 일을 하고 나면 머리가 아프고 어지러웠지만 그것이 수은 중독이리라고는 상상도 못 했습니다. 몇 달도 안 돼서 두통과 사지가 떨리는 발작을 일으킨 송면이는 일을 그만두고 병원을 전전했지만, 그 병이 수은 중독임을 밝혔을 때는 이미 늦었습니다. 또한 최근 원진 레이온이라는 회사에서 문제가 된 이황화탄소 중독도 심각한데, 그 병으로 사망한 사람만도 수십 명에 이릅니다.

그럼 어떤 병을 직업병이라고 판단하는 기준은 무엇일까요?

직업병이란 어떤 한 가지 일을 계속해서 할 때 그로 인해 병이 새로 생기거나 악화되는 경우를 말합니다. 이렇게 말하면 직업병이란 것이 간단한 것처럼 보이지만 사실은 어떤 사람에게 한 가지 병이 생겼을 때 이 병이 그 사람이 하고 있는 일(직업) 때문에 생긴 것인지, 아니면 직업과는 상관 없이 생긴 것인지를 증명하는 데는 어려움이 매우 많습니다. 그 병이 직업 때문에 생겼다는 객관적인 증거를 찾아내야 하기 때문이지요.

한 직장에서 똑같은 질병을 앓는 사람이 여러 명 생긴다는 것은 일단 그 병이 개인적 차원이 아닌 그 직장의 '일'과 밀접한 관련이 있음을 뜻합니다. 그러므로 그 직업병을 치료하기 위해서는 근본적인 원인인 '직업' 자체를 다시 검토하고, 그 직업의 어떤 부분이 병을 일으켰는가를 분석해 원인이 되는 부분에 대한 새로운 대책을 세워야겠지요. 그러지 않으면 아무리 개인적인 치료를 해 보아야 효과가 나타나지 않을 것입니다. 그러므로 병의 가장 근본적인 원인을 찾아내는 일은 더 큰 병을 예방하기 위해서나 똑같은 병에 걸리는 사람의 수를 최대한 줄이는 데 필수적인 것입니다.

병에는 반드시 원인과 배경이 있습니다. 그러므로 '몸이 아프다→어떤 부위에 어떤 이상이 있는가→그 이상이 왜 생겼는가 : 의학적 원인, 개인적 배경, 직업적 배경→치료와 예방 대책'이라는 순서로 근본적인 치료가 이루어져야 할 것입니다.

가난과 병

중국 삼국 시대 위나라의 시인인 조식은 건안 22년(217)에 발생한 전염병에 대해 이렇게 적고 있습니다.

대체로 그 병에 걸린 사람들은 거친 베옷을 입고 콩을 먹는, 짚으로 엮은 집에서 사는 사람들이었다. 대궐 같은 집에서 솥에 밥을 지어 먹는 집, 표범 가죽으로 몸을 두르고 요를 두껍게 깔고 자는 부유한 집에 사는 사람들은 병에 걸린 경우가 드물었다(가노우 요시미츠, 『중국 의학과 철학』에서 재인용).

사람의 건강과 사회 경제적인 요소가 서로 밀접하게 관련된다는 사실은 어찌 보면 새삼스러운 것이 아닙니다. 어렵게 말하지 않더라도 사람이 먹고 살기가 어려우면 교육 수준이 낮을 수밖에 없고 그러면 하는 일도 힘만 들고 수입은 적은 일이 되기 쉽습니다. 또 경제적으로 윤택하지 않으면 우선 급한 것은 의식주이니 당장 심한 병이 아닌 경우엔 그냥 참고 견디게 될 것입니다. 그러므로 늘 건강에 신경 쓰는 윤택한 사람에 비해 당연히 병에 많이 걸리게 되고, 결국 사망할 가능성도 훨씬 많아질 것입니다.

표 2의 통계를 봅시다. 이 표는 1953년부터 1979년까지 우리 나라 사람의 사망 원인이 어떻게 변했는가를 알아본 것입니다.

표 2

순위	1953	1958~1959	1966~1967	1974	1979	1980
1	결핵	폐렴 및 기관지염(73.8)	폐렴 및 기관지염(43.8)	악성신생물(43.5)	뇌혈관질환(93.7)	악성신생물(92.4)
2	위장염	결핵(39.5)	결핵(35.8)	뇌혈관질환(40.3)	악성신생물(74.0)	뇌혈관질환(76.2)
3	뇌혈관질환	위장염(31.0)	뇌혈관질환(26.1)	고혈압성질환(38.6)	기타순환기계(73.1)	불의의사고 및 부작용(72.9)
4	폐렴 및 기관지염	악성신생물(25.8)	악성신생물(25.8)	사고(32.1)	고혈압(54.5)	고혈압성질환(66.7)
5	신경계질환	뇌혈관질환(19.6)	위장염(14.2)	호흡기계질환(21.9)	사고(44.4)	중독 및 독성 영향(39.0)
6	노쇠	심장질환(8.5)	사고(12.8)	기관지염폐기종(20.5)	결핵(30.7)	심장정지(33.5)
7	심장질환	사고(8.2)	심장질환(11.7)	폐렴(17.0)	간경변, 만성간질환(24.1)	만성간질환 및 경화증(27.5)
8	간염 및 기생충질환	-	-	기타심장질환(16.0)	중독 및 독성영향(20.0)	결핵(25.8)
9	악성신생물	-	-	간경변(12.4)	폐렴(19.8)	자살(20.8)
10	병인 미상	-	-	병인 불명(333.6)	철심, 기관지염기종(15.2)	징후증상 및 불명상해(71.8)
	-	-	-	725.0	631.3	526.6

＊ (　)안의 수치는 인구 10만 명당 사망률임.
(자료 : 인구보건연구원, 『한국의 사망력과 사망원인』, 1983)

표를 보면 1953년에는 결핵으로 가장 많은 사람이 죽었는데, 1958년부터 1967년까지는 결핵이 2위로 밀려났습니다. 또 1953년에 2위였던 위장염이 1958~59년에는 3위로, 1966~67년에는 5위로 밀려났습니다.

그리고 1974년부터는 뇌혈관 질환이나 악성신생물이 1~2위를 차지하는 현상이 보이는데, 이것은 지금도 마찬가지입니다. 이 표를 통해 우리는 사회 경제적 수준과 건강―질병의 관계가 아주 밀접하다는 것을 확인할 수 있습니다.

그러면 점차 결핵으로 죽는 사람 수가 줄어든 이유는 무엇일까요?

결핵을 한의학에서는 '노체(勞瘵)'라고 하는데, 이 말은 영양 부족이나 허약 상태 같은 기혈 부족 상태가 오래 지속되면서 생긴 병(허로병)이라는 뜻입니다. 결핵이 발생하는 직접적인 원인은 결핵균의 침입입니다. 그렇지만 결핵균이 침입해서 발병하는 기본 조건은 '기혈 부족' 상태입니다. 이 점을 고려한다면 과거 1950~60년대에 결핵으로 많은 사람들이 죽어 간 이유를 짐작할 수 있을 것입니다.

해방 이후 우리 나라의 경제나 사회 상황은 참으로 어려웠습니다. 보리밥조차 못 먹는 사람이 부지기수였으니 사람들의 영양 상태나 기본적인 몸의 상태는 수준 이하였을 것입니다. 이러한 상황은 노체병이 쉽게 발병할 만한 기본 조건이 되었습니다. 또한 당시 우리 나라의 보건 의료 상황도 중요한 원인이 되었을 것입니다. 무슨 병이든 초기에 치료하는 것이 중요한데, 증세가 나타나도 의료 기관에 갈 엄두를 못 내고 그냥 집에서 버티는 경향이 강했던 사회 상황도 한 가지 이유가 되었던 것입니다.

결핵과 더불어 위장병도 하류층 사람들에게서 많이 발생하는 것으로 알려져 있습니다. 1950년대에 위장염 환자가 가장 많았던 이유도 바로 사회 경제적인 상황과 관련이 있다고 보아야 합니다. 결국 가난과 질병은 악순환의 고리를 형성하는 것입니다.

반면에 중산층 이상에서는 심장병이나 정신 신경증, 비만증 등이 많이 나타납니다. 이는 주로 정신적 스트레스나 운동 부족, 과다한 영양 섭취 등이 원인이 되기 때문이지요.

우리는 보통 어떤 병이 들었을 때 그 책임이 모두 자신에게 있다는 생각을 합니다. 건강 관리를 잘 못한 스스로를 자책하기도 하고 심지어는 팔자 소관이거나 재수가 없어서 그렇다는 말을 하기도 합니다. 그러나 모든 것에는 반드시 원인이 있습니다. 가난한 사람이 잘사는 사람에 비해 병에 많이 걸리는 것은 그 근본적 원인이 가난 자체에 있음을 뜻합니다. 따라서 병을 예방하고 치료하기 위해서는 가난을 없애지 않으면 안 된다는 결론에 도달합니다.

오늘날 건강 문제에 대해 의학이 할 수 있는 영역은 아주 좁아졌습니다. 말하자면 의사는 몸이 아플 때 어떤 부분이 고장났는가를 살펴서 그 부분만을 고치는 데 열심이지, 그 부분이 왜 고장났는지 고장날 수밖에 없었던 배경은 무엇인지에 대해서는 별로 관심이 없습니다.

질병은 몸에서 일어나는 의학적 · 생물학적 현상이지만, 근본적으로는 한 사회의 모든 부분과 총체적 연관성을 가지는 사회적 현상입니다. 그러므로 의학은 사람의 몸을 탐구하는 것만이 아니라 사회적 현상에도 관심을 기울여야 합니다.

4. 한의학은 과학적인가

최 아무개양은 명치가 아프고 뱃속이 불편해서 양의사에게 진찰을 받았습니다. 양의사는 상부 소화관의 엑스레이 검사와 위내시경 검사를 한 다음 '소화성 궤양'이란 진단을 내렸습니다. 최양은 다시 한의사를 찾아갔습니다. 한의사는 최양을 보고 '위열증'이라고 진단했습니다. 왜냐하면 최양은 명치 부위에 손을 대자마자 통증을 느꼈고, 몸은 마른 편이고, 뱃속이 불편하면서도 자꾸만 무엇인가 먹고 싶은 욕구를 느낀다고 했고, 변비와 불면증이 있었고, 혀는 건조하고 맥은 빠르게 나타났기 때문입니다.

며칠 후 최양은 직장 동료인 이양이 병원에서 자기와 같이 '소화성 궤양’이란 진단을 받은 것을 알고는 자신을 치료한 한의사에게 이양을 데리고 갔습니다. 한의사는 이양을 보고는 ‘비한증’이라고 진단했습니다. 왜냐하면 이양은 명치 부위를 누를 때 시원한 느낌이 들었고, 몸은 차고 얼굴은 창백한데다가 추위를 많이 느끼고, 맥은 약하고 느렸기 때문입니다.

양의사가 똑같이 ‘소화성 궤양’이란 진단을 내린 두 사람을 한의사는 각각 다르게 ‘위열증’과 ‘비한증’이라고 진단했습니다. 이 사실에서 우리는 두 가지 문제를 볼 수 있습니다. 하나는 한의사와 양의사가 쓰는 ‘의학 용어’가 완전히 다르다는 점이고, 다른 하나는 환자를 보는 ‘관점과 이론’이 전혀 다르다는 것입니다. 여기서 두 의학의 차이가 단순한 의학 용어의 차이라면 별 문제가 되지는 않을 것입니다. 문제는 서로의 이론적 바탕이 다르다는 점에 있습니다.

이렇게 양의학과 다른 관점을 가진 한의학은, 일부 양의사들이나 양의학만을 절대적 가치로 신봉하는 사람들로부터 많은 불신과 오해를 받았습니다. 그런 인식 가운데 하나가 한의학은 ‘비과학적’이기 때문에 의학으로서의 가치를 인정하기 어렵다는 것입니다.

현대 사회에서 어떤 이론이나 가치가 비과학적이라는 평가를 받는 것은 무엇보다 치명적인 것입니다. 물론 과학이 사람의 모든 문제를 해결하고 이 세상의 모든 현상을 설명할 수 있는 것은 아니지만, 사람이 이루어 놓은 오늘날의 문명은 과학과 기술의 힘이라고 해도 과언이 아니며 과학은 현대 사회에서 중요한 가치 판단 기준이기 때문이지요. 그런 점에서 비과학적이라는 말은 ‘미신적인 것’ 또는 ‘별 쓸모 없는 것’이라는 말과 크게 다르지 않다고 할 수 있습니다.

기우제를 지내면 비가 온다

과학이란 무엇이고, 과학적 설명이란 무엇일까요?

과학을 한마디로 정의하기는 쉽지 않지만, 우선 과학이란 어떤 '원리에 대한 지식'을 의미합니다. 그리고 구체적인 방법에 대한 지식을 기술이라고 합니다. 예를 들어 솥에 쌀과 물을 넣고 가열하면 어떤 원리로 밥이 되는가는 과학 지식이며, 쌀을 어떻게 넣고 물을 얼만큼 넣으면 밥이 맛있게 되는가에 대한 지식은 기술 지식입니다. 농약을 연구하는 과학자는 농사를 지을 줄 모르지만 그 농약을 써서 농사를 짓는 농부는 농약의 성분을 몰라도 농사를 잘 짓습니다.

과학은 그럼 무엇에 대한 지식일까요? 다시 말해 과학의 대상은 무엇일까요?

과학은 사람이 가진 눈과 귀, 코 같은 감각 기관으로 감각할 수 있는 것을 대상으로 합니다. 그러므로 사람의 몸, 자연 현상 등이 거기에 해당됩니다. 그것에 비해 눈에 보이지 않는 사람의 생각이나 지식 등을 대상으로 하는 것을 예술이나 철학이라고 하지요.

과학은 자연 현상이나 사람의 몸이 변화하는 원리를 밝히는 것을 주 임무로 하는데, 그 변화하는 원리를 '객관적 법칙'이라고 말합니다. 밥을 먹으면 대변이 나온다는 사실을 하나의 법칙으로 설명하면, 밥이라는 조건이 원인이 되어 대변이라는 결과를 가져왔다고 할 수 있습니다. 객관적 법칙은 이렇게 '원인'과 '결과'로 설명되며, 어떤 일을 원인과 결과로 설명하는 방식을 '인과율(因果律)'이라고 합니다.

인과율의 기본 형식을 보면 이렇습니다.

'가'라는 사건이 일어나면, 항상 '나'라는 사건이 일어난다.
'가'라는 사건이 일어났다.
그러므로 '나'라는 사건이 일어났다.

이 법칙을 알고 있으면 우리는 어떤 일이 벌어졌을 때 그 일의 원인을 알 수 있으면 결과도 예측할 수 있습니다. 예를 들어 '나'라는 사건이 일어났다면 그 이전에 '가'라는 사건이 일어났음을 알 수 있고, '가'라는 사건이 일어나면 곧 '나'라는 사건이 일어날 것을 예측할 수 있습니다. 예를 들어 원시인들은 겨울이 오면 추위로 말미암아 주거 생활과 식량 문제로 생존에 어려움을 겪었습니다. 그러나 일정한 시간이 지나면 봄이 온다는 사실을 경험하고 이어서 사계절이 순환한다는 사실을 알게 되면서 식량을 미리 준비해 저장하면 겨울을 잘 지낼 수 있다는 것을 인식한 것입니다.

과학의 가장 큰 힘은 바로 '예측'의 힘입니다. 달에 한 번도 가 보지 않았던 사람들이 달에 갈 수 있었던 것은 달이 어디쯤 있을 것이라는 것을 예측할 수 있는 힘이 있었기 때문입니다.

그렇다면 객관적 법칙은 어떤 과정을 거쳐서 만들어질까요?

그것은 사람의 경험과 관찰 그리고 생각에서 출발합니다. 사람은 무슨 일이 벌어졌을 때 '왜?'라는 의문을 본능적으로 가지는데, 이것이 바로 객관적 법칙을 만들어 나가는 출발점입니다. 예를 들어 여름을 여러 번 겪으면서 해마다 장마라는 비슷한 일이 벌어진다는 경험을 하고, 그 경험을 일반적인 원리로 추상화시키는 사람의 생각이 결합되어 '여름에는 장마가 진다'는 사실을 발견한 것입니다.

경험과 관찰 그리고 생각을 통해 만들어진 원리는 곧바로 법칙이라고 하지 않고, 일단 '가설'이라고 부릅니다. 가설이란 아직 확실한 법칙이라고 인정받지 못한 '법칙 후보'쯤 되는 것입니다. 이 가설은 '검증'의 과정을 통과하면 비로소 법칙으로 대우받습니다.

예를 들어 누군가가 '기우제를 지내면 비가 온다'는 가설을 제시했다고 합시다. 이 원리가 과연 맞는지를 일단 검증해야 할 것입니다. 물론 이 가설을 제시한 사람은 기우제를 지냈더니 그때마다 비가 오는 사실을 경험하고 나서 이런 단정을 내렸을 것입니다. 이것이 맞는지 안 맞는지를 검증하는 가장 확실한 방법은 비가 안 올 때 기우제를 지내 보는 것입니다. 그래서 날을 잡아 기우제를 한 번 지냈습니다. 그랬더니 비가 왔다고 합시다. 그럼 이 가설은 법칙으로 대우받는 것일까요? 그렇지는 않습니다. 우연의 일치라는 것이 있기 때문입니다.

이러한 오류를 막기 위해 검증을 위한 실험은 여러 차례, 여러 사람이 합니다. 서로 다른 지역에서 서로 다른 사람이 비가 안 올 때마다 기우제를 지내서 그때마다 비가 와야만 기우제가 비를 내리는 원인이라고 할 수 있는 것입니다. 그런 과정을 거쳐 그때마다 정말로 비가 왔다고 합시다. 이렇게 되면 일단 기우제와 비가 분명히 어떤 '상관 관계'를 가진다는 것이 확실해집니다. 그렇다 해도 아직 완전히 법칙이 된 것은 아닙니다. 기우제가 어떻게 해서 비를 내리는가를 또 밝혀야 하기 때문입니다. '필연적 인과 관계'를 밝힌다는 것이지요. 즉 기우제라는 사건의 어떤 조건이 비를 내리게 하는지를 밝혀야 하는 것입니다.

이 과정에는 '실험'이라는 방법을 사용합니다. 실험이란 말하자면 '실천'입니다. 진짜로 그런지 안 그런지를 한번 해 보는 것이지요. 그런데 실험은 한계가 있습니다. 모든 경우를 다 실험해 볼 수는 없다는 것이지요. 예를 들어 '모든 사람은 죽는다'는 가설을 누가 제시했을 때 이 가설이 맞는지를 검증해 보기 위해 지금까지 살았던 사람들 몇 명을 뽑아서 조사를 했습니다. 예수도 죽었고 석가모니도 죽었고 공자도 죽었고 할아버지도 죽었고 옆집 아저씨도 죽었고……. '사람'은 다 죽었다고 보아도 틀림없을 것 같았습니다. 그렇다고 이 세상 사람을 모두 조사할 수는 없는 노릇이지요.

그런데 문제는 이 같은 실험은 언제나 틀릴 '가능성'이 있다는 것입니다. 혹시 사람 가운데 죽지 않는 사람이 있을지는 아직 모를 일이고 만약 그런 사람이 나타난다면 그 법칙은 틀리는 것입니다. 그러므로 모든 과학의 법칙이란 본질적으로 결국 '가설'입니다. 완전하게 검증할 수는 없고, 다만 확률적으로 검증될 뿐이라는 것입니다.

과학사를 보면 과학적 법칙들은 새로운 법칙이 발견되면서 부정되기도 하고 보완되기도 하는 과정을 거칩니다. 뉴턴의 역학이 아인슈타

인의 상대성 원리로 부분 부정되고 보완된 것이 한 예입니다.

그렇다 해도 과학은 매우 엄밀한 검증을 거쳐 세워진 법칙들로 이루어진 체계입니다. 오늘날 '과학적'이란 말이 모든 가치 기준의 대명사처럼 쓰이는 것은 바로 과학이 그 법칙들을 세워 나가는 방법이 매우 엄밀하기 때문입니다. 말하자면 과학의 권위는 과학적 방법의 권위인 셈입니다.

자연 과학과 양의학

지금까지 말한 내용은 엄밀하게는 자연 과학, 특히 물리학에 대한 것입니다. 물리학은 기본적으로 무생물을 대상으로 하는 학문이며, 생물을 대상으로 하는 학문과는 그 대상에 일정한 차이가 있을 수 있습니다. 특히 사람을 대상으로 하는 의학과는 더욱 그럴 것입니다.

사람을 대상으로 하는 의학과 사람이 아닌 것을 대상으로 하는 자연 과학이 차이가 있는 까닭은, 사람이 다른 동식물이나 무생물들은 가지지 못한 높은 지능을 가졌다는 점에 있습니다. 사람은 스스로 생각하면서 발달된 언어와 문자를 가지고 문화를 만들어 가며 사회를 형성하고 사는 존재입니다. 사람만이 가지는 이러한 특징을 한의학에서는 신기(神氣)라고 합니다. 의학은 바로 신기를 가진 사람의 신체와 정신을 대상으로 하여 사람은 어떻게 숨을 쉬고 살며 어떻게 죽는가, 왜 사람은 병이 들고 그 병은 어떤 경로를 거쳐서 생기는가, 또 그 병을 어떻게 치료하고 조절할 수 있는가 등을 연구하는 학문입니다.

양의학은 사람의 몸에 자연 과학적 방법을 적용해 연구하는 체계입니다. 다시 말하면 사람 몸도 무생물처럼 하나의 분자 단위의 물질로 환원되며, 사람의 생각하는 기능 또한 그렇게 환원시켜 설명하려는 이론입니다. 이렇게 물질로 사람의 몸을 분석한 다음 우리 몸에서 일어나는 현상을 어떤 물질적 조건이 원인이 되어서 다른 물질적 현상을 일으켰다는 식으로 인과율적 설명을 하는 것이지요.

사람이란 존재의 신비를 설명하고 이해하기 위한 학문은 의학 외에도 많습니다. 철학이나 심리학, 초심리학 등이 그런 것들로서 이러한 다양한 학문들은 사람을 놓고 서로 다른 각도와 차원에서 연구합니다. 양의학은 사람에게서 일어나는 모든 현상을 물질적 차원으로 환원해 설명하려 하나 아직까지 그런 방법이 해명하지 못한 몸의 현상은 많습니다.

양의학은 자신의 이론을 자연 과학과 마찬가지로 객관적 실험을 통해 실증함으로써 과학적 정당성과 권위를 확보했습니다. 양의학 이론의 철학적 바탕은 요소론과 기계론입니다. 요소론적 바탕이란, 우리 몸의 실체가 어떤 요소들의 결합으로 이루어진 것이라고 보고 그 궁극적인 요소를 알아내기 위해 분자 수준에서 사람의 몸과 병을 분석하는 것을 말합니다. 또 기계론적 바탕이란 우리 몸이 기계처럼 부속들로 결합되어 있다는 전제 아래 각 부속(기관)들을 따로따로 분석하고 부속이 고장나면 갈아 끼우는 방식으로 접근하는 것입니다. 이러한 기계론과 요소론은 데카르트와 뉴턴 이후 근대 과학을 지배해 온 중심석 철학이라고 할 수 있습니다.

지금까지 양의학은 많은 성과를 쌓아 올렸습니다. 특히 영아 사망률을 낮추고 전염성 질환의 병원체를 발견함으로써 인류의 건강에 기여했습니다. 최근의 생명 과학적 성과들은 사람의 몸 또한 한낱 기계와 같이 물질로 환원해 설명할 수 있다는 증거들을 계속 드러내고 있지만, 과연 그러한 인간관이 사람이란 복합체를 총체적으로 설명할 수 있을 것인가에 대해서는 일정한 의문이 남습니다. 특히 아직까지 사람의 마음 또는 생각하는 기능과 그와 관련된 병들에 대한 부분이 하나의 연구 과제로 남아 있습니다.

한의학이라는 과학

'한의학은 과학적인가?'

이 문제에 답하기 전에 과학이란 말을 다시 한 번 떠올릴 필요가 있습니다. 과학이란 사람이, 자연이나 사람에게 일어나는 현상들을 체계적으로 인식하고 정리한 지식 체계로서, 어떤 현상에 대해 그 현상과 그것을 일으킨 원인 사이의 필연적 인과 관계를 찾아내는 것을 주된 임무로 합니다.

그런데 흔히 과학이라고 할 때는 자연 과학을 의미하며, 자연 과학은 앞서 설명한 대로 '자연과 사람에 대한 관찰→가설→객관적 실험을 통한 검증→법칙의 정립'이라는 엄밀한 과정을 거쳐서 이루어진 이론 체계로서, 공통적인 방법론과 태도 그리고 통일된 용어를 사용해 연구하고 발전해 나가는 것입니다.

그러면 한의학 이론도 자연 과학의 법칙처럼 객관적인 실험을 반복해 정립된 것이라고 할 수 있을까요? 이렇게 묻는다면 대답은 '아니오'입니다. 그 이유는 한의학은 이론적 바탕이나 방법론 그리고 용어에서부터 자연 과학과는 완전히 다른 체계를 가지고 있기 때문입니다.

그러나 한의학은 과학입니다. 왜냐하면 한의학은 사람의 몸에서 일어나는 현상에 대한 체계적인 이론을 정립하고 있기 때문입니다. 한의학은 2,000여 년간 자연과 사람을 대상으로 통일적으로 관찰해 사색하고 그것을 사람의 몸에 적용해 검증한 이론이라는 것이지요.

한의학의 이론 구조가 자연 과학이나 양의학과 어떻게 다른지 좀더 알아보기로 합시다. 한의학은 우선 그 바탕이 자연 과학이나 양의학처럼 요소론이나 기계론이 아닌 '관계론'입니다. 즉 우리 몸 속에 구체적으로 어떠어떠한 기관들이 있고 그 기관들이 어떤 요소로 구성되어 있는지는 그다지 중요하게 여기지 않습니다. 다만 한의학은 우리 몸의 기관들을 크게 12가지(육장육부와 12경락) 계통으로 나누어 12가지 계통들이 서로 어떤 '연락 관계'를 가지고 있고, 그 관계가 어떻게 조화를 이루어 사람을 숨쉬게 하고 있는가를 연구하는 것을 주된 임무로 삼습니다. 한의학은 기본적으로 사람이라는 존재가 가진 신비를 종합적이고 유기체적으로 파악하려는 이론 체계이며, 그런 점에서 한의학의 과학성을 평가해야 합니다.

또 한 가지 빼놓을 수 없는 것이 있습니다. 양의학이나 자연 과학에는 '실험'이라는 것이 있습니다. 과학에서 실험이 가지는 의미는 '실천을 통한 검증'이라는 것이지요. 실험은 객관성과 재현성(같은 실험에서 똑같은 결과가 항상 나오는 것)을 특징으로 하는데, 양의학에서는 이러한 조건을 만족시키기 위해 '시험관 실험→동물 실험→사람을 대상으로 하는 임상 실험'의 단계를 거칩니다.

그러나 지금까지 이루어 낸 한의학의 기본 이론은 양의학과 똑같은 과정을 거친 것이 아니고, '자연과 사람 몸에 대한 관찰→가설을 세움→사람 몸에 적용(임상 실험)'이라는 과정을 통해 축적된 것입니다. 한의학의 이론은 이처럼 자연과 몸을 관찰하고 그것을 사람의 몸에 직접 적용해 그 결과를 경험한 다음 평가한 내용들이 축적되어 오늘에 이른 것입니다. 그런 의미에서 한의학의 내용들도 실험적 검증 과정을 거친 것이라고 할 수 있습니다. 이렇게 보면 한의학의 임상 실험은 수많은 시행 착오와 경험들이 쌓인 것으로서 재현성이라는 점에서는 문제가 되지 않습니다. 하지만 객관성이라는 점에서는 단순하게 설명할 수 없는 약간의 문제가 있습니다. 한의학에서는 기본적으로 한 가지 증세를 가지고 있어도 환자에 따라 증(證)이 달라질 수 있고, 한 가지 증이라고 해도 치료하는 방법이 의사에 따라 다양하기 때문에 고정적인 객관적 기준은 그다지 중요하게 여기지 않습니다. 그러므로 임상 실험에서 정해진 한 가지 실험을 통해 똑같은 결과를 확인하는 실험의 객관성이라는 점이 한의학에서는 쉽지 않다고 볼 수 있습니다. 하지만 한의학의 각 이론적 계통별로 객관적 기준을 설정하는 것은 어느 정도 가능합니다. 예를 들어 한 사람을 놓고 사상 의학에서 체질을 구분하고 거기에 맞춰 치료하는 것과 같은 것이지요.

그런데 한의학의 임상 실험이 가지는 하나의 문제는 그 실험이 엄격한 평가 과정을 거치지 않고 느슨한 과정을 거쳐서 이루어진 것이라는 점입니다. 그 결과 한의학의 이론 가운데는 단순히 관념적으로 세워 놓아 사실과 부합되지 않는 가설들이, 임상 실험을 통해 검증된 이론들과 뒤섞여 있게 되었습니다. 이것이 한의학을 비합리적인 것으로 오해하게 하는 원인이 됩니다.

이러한 한계를 극복하기 위해 한의학자들은 기존의 이론들을 현대 과학적인 실험을 통해 입증하는 데 주력하고 있으며, 상당 부분이 증명되고 있습니다. 하지만 한의학의 임상 실험은 수천 년 동안 장기적으로 이루어진 것이라는 점에서 안전성이 보장된다고 할 수 있습니다. 이 점은 한의학의 커다란 장점입니다.

지금까지 한의학의 과학성과 함께 문제점에 대해 간단히 살펴보았습니다. 한의학을 자연 과학적인 방법으로 분석해 검증하는 작업은 매우 중요하고 꼭 필요합니다. 그러나 자연 과학적인 잣대만을 가지고 한의학을 평가하는 것 또한 한계가 있다는 점을 지적하지 않을 수 없습니다. 사람은 단순하게 생물학적으로만 규정할 수 있는 존재가 아니기 때문입니다. 사회적, 철학적, 역사적, 예술적, 심리학적, 초심리학적, 윤리적, 종교적 등등으로 총체적으로 보아야 하는 존재이지요.

질병과 건강이란 문제도 사람을 둘러싼 종합적인 문제에서 나온 결과입니다. 그러므로 단순히 생물학적 차원에서만 규명하고 치료하는 것은 매우 단편적인 것입니다. 한의학의 우수성은 바로 사람을 철학적으로, 그리고 자연의 일부로서 유기체적(종합적)으로 파악하려는 태도를 가졌다는 데 있습니다.

한의학이 철학적이라고 했지만, 사실 동양에는 '철학'이란 말이 원래 없으며 한 인간의 모든 측면이 완전해지는 것을 지향할 뿐입니다.

즉, 한의학은 사람을 종합적으로 관찰하고 그 종합적 측면이 한 사람에게서 완전하게 갖추어지는 것을 목표로 합니다. 지금은 철학, 윤리학, 생태학, 생물학, 심리학 등 사람을 연구하는 학문이 여러 갈래로 나뉘어 있지만, 한의학에는 이런 여러 이론들이 한데 어우러져 있습니다. 그런 점에서 한의학은 종합적인 '인간학'이라고 할 수 있습니다.

동녘선서 73

한의학 에세이

© 지정옥, 1994

초판 1쇄 펴낸날 1994년 3월 20일
초판 10쇄 펴낸날 2018년 3월 10일

지은이 지정옥
펴낸이 이건복
펴낸곳 도서출판 동녘

등록 제311-1980-01호 1980년 3월 25일
주소 (10881) 경기도 파주시 회동길 77-26
전화 영업 031-955-3000 편집 031-955-3005 **전송** 031-955-3009
블로그 www.dongnyok.com **전자우편** editor@dongnyok.com

ISBN 978-89-7297-563-2 03510

• 잘못 만들어진 책은 바꿔 드립니다.
• 책값은 뒤표지에 쓰여 있습니다.